Sharamon · Baginski

Die Schisandra-Beere

Shalila Sharamon • Bodo J. Baginski

Die Schisandra Beere

Wu Wei Zi
Die Frucht der fünf Elemente

Die Gesundheitsbeere für jugendliche Vitalität und Wohlbefinden

WINDPFERD

Zur Beachtung:
Die Autoren haben die im vorliegenden Buch beschriebenen Wirkungen von pflanzlichen Stoffen sorgfältig recherchiert, vielfach getestet, überprüft und gewissenhaft niedergeschrieben. Die Anwendung der hier aufgezeigten Möglichkeiten ist zwar bei vielerlei Symptomen und Erkrankungen äußerst hilfreich und unterstützend, doch ersetzt sie nicht automatisch den medizinischen Rat oder die Hilfe eines erfahrenen Heilpraktikers, Arztes, Psychotherapeuten oder Apothekers. Weder der Verlag noch die Autoren übernehmen eine Haftung für direkte oder indirekte Schäden irgendeiner Art, die aus den Informationen dieses Buches abgeleitet werden sollten. Die Autoren regen an, höchst gewissenhaft mit den dargebotenen Informationen umzugehen.

Dank an
Paul Schemm, der mit seinem initiativen Anruf beim Windpferd Verlag die Inspiration zu diesem ersten Buch über die Schisandra-Beere gab.

Bildquellen:
Fotos auf den Seiten 5, 8, 31, 42, 45, 51, 53, 73, 77, 79, 85, 95 und Umschlagrückseite Gesundheitsbeere „Vitafit-Beere®", Roswitha Schemm, Diespeck, mit freundlicher Genehmigung (www.zehelein-schemm.de)
Fotos auf den Seiten 32, 39 und 58 © Linna Lee, Beijing, China

4. Auflage 2020

Umschlaggestaltung und Layout: Marx Grafik & ArtWork
Coverillustration: Marx Grafik & ArtWork
Gesetzt aus der Adobe Garamond
Druck: Westermann Druck Zwickau GmbH

FSC
www.fsc.org
MIX
Papier aus verantwortungsvollen Quellen
FSC® C110508

Printed in Germany
ISBN 978-3-89385-590-2
www.windpferd.de

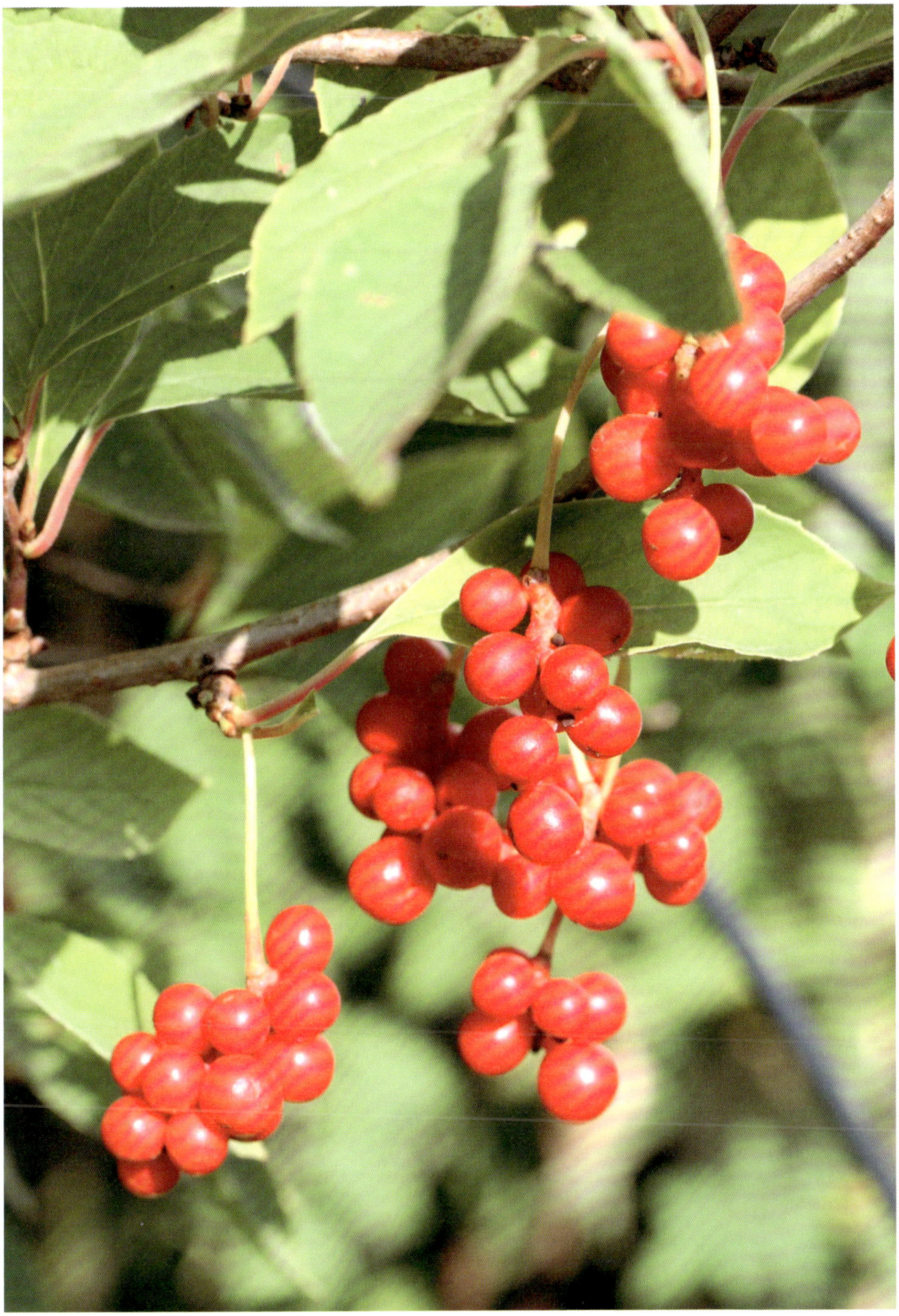

Schisandra-Beeren, Jungpflanzen aus heimischem Anbau

Inhalt

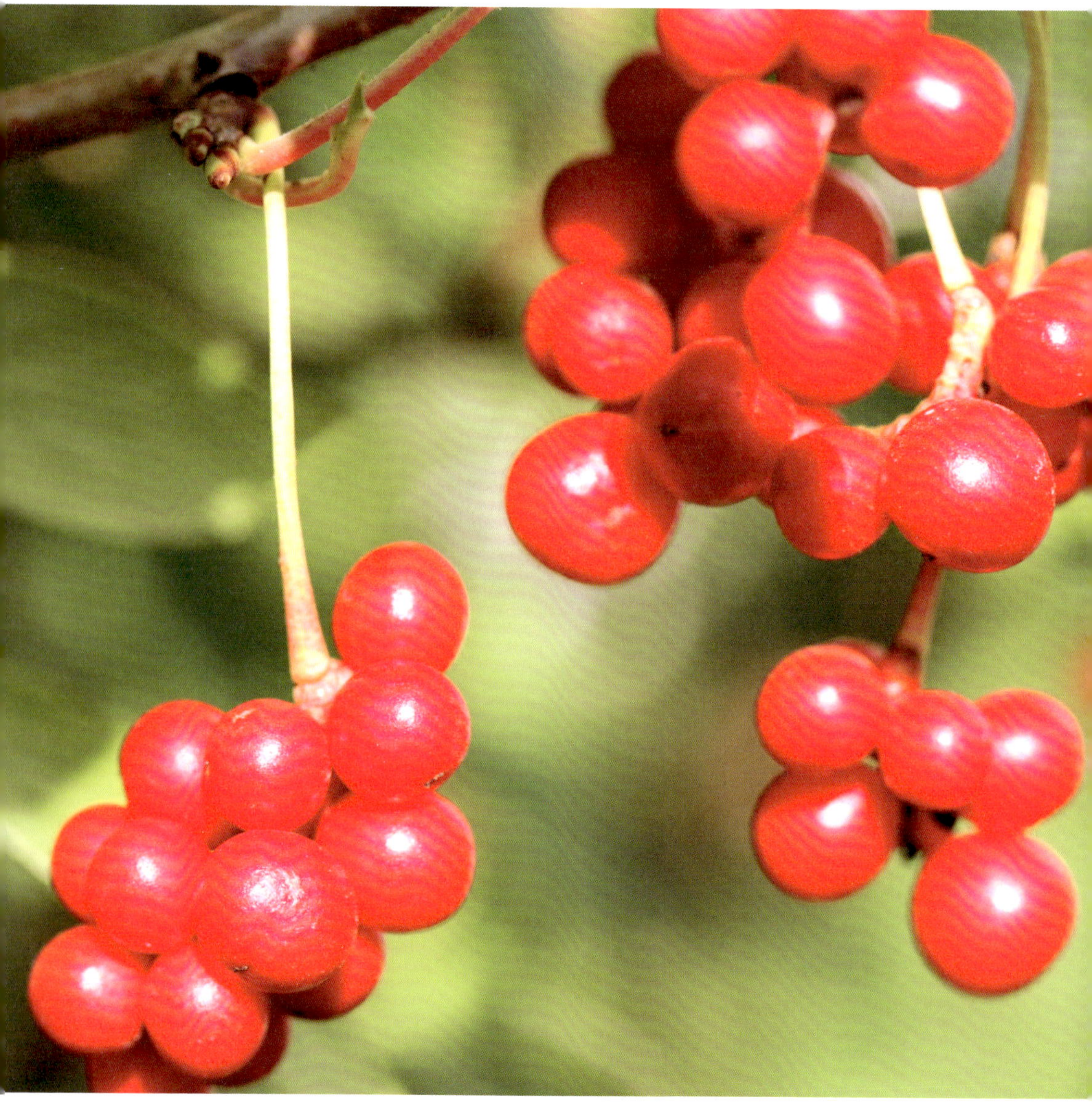

Erste Kostprobe

Unsere erste Begegnung mit Schisandra erfolgte im Jahre 1999 durch eine liebe Bekannte, die in einem benachbarten Tal in unserer Wahlheimat Südwestirland ein altes irisches Cottage bewohnt. Sinead hatte ihren Krebs am Muttermund erfolgreich mit Kräutern geheilt (wir erzählen ihre Geschichte in unserem Buch *Heilung aus der Ur-Natur*[50]). Auf der Suche nach Heilpflanzen und Mitteln, die ihren Körper nach überstandener Krankheit rundum kräftig und gesund erhielten, war sie unter anderem auf Schisandra gestoßen.

Sinead hatte die Angewohnheit, ihre Besucher mit Proben ihrer jeweilig neuesten Entdeckungen zu versorgen, und so drückte sie uns diesmal eine Handvoll getrockneter, schrumpeliger Beeren in die Hand. Wir hatten wohl nie etwas Vergleichbares gekostet, doch vermittelte der ungewöhnliche Geschmack ein deutliches Gefühl von Gesundheit, Reinigung und Frische.

Sinead erzählte uns, dass die Beeren traditionell 100 Tage lang gekaut werden, um das Blut zu reinigen, den Geist zu schärfen, das Gedächtnis zu verbessern und die Energie zu steigern. Nun, wir waren gespannt! In der Tat erzeugten die kleinen Früchte schon nach wenigen Tagen ein belebendes Gefühl. Es war, als ob unsere Energien weniger schnell verbraucht wurden und mehr gesammelt blieben. Nach etwa zwei Wochen unserer geplanten hunderttägigen Probezeit waren die Beeren jedoch aufgebraucht. Sinead war verreist, und in unserem lokalen Naturkostladen war kein Nachschub zu bekommen. So gaben wir unseren Versuch zunächst auf. Eine spätere Nachforschung ergab, dass Schisandra in nur ganz wenigen westlichen Heilpflanzenbüchern Erwähnung findet; es war Sineads Forschungsdrang und ihrer unermüdlicher Suche nach den besten Heilmitteln zu verdanken, dass wir damals überhaupt mit der Beere in Berührung kamen.

Im Jahre 2008 bekamen wir eine neue Chance, die Beere an uns zu testen. Inzwischen hatte Schisandra in Deutschland unter Insidern eine gewisse Berühmtheit erlangt. Freunde aus unserer alten Heimat brachten sie uns bei einem Besuch als Geschenk mit und weitere Beeren waren nun leicht über das Internet zu bekommen. Die Wirkung war so deutlich und wohltuend, dass wir Schisandra über die vorgeschriebenen hundert Tage hinaus bis heute in unser Gesundheitsprogramm integriert haben. Die ersten Schisandra-Pflanzen sind im Garten gepflanzt und wir sind gespannt auf den Geschmack und die Wirkung der frischen Beeren aus eigener Ernte.

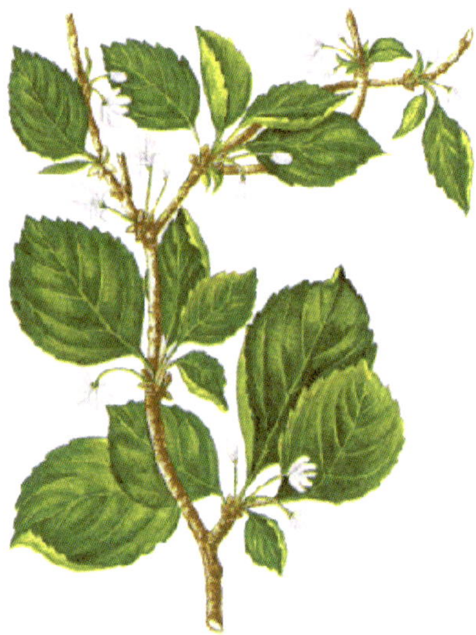

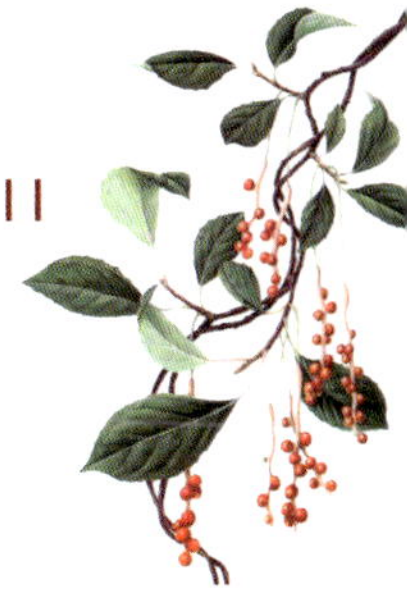

Eine heilkräftige Beere mit jahrtausendealter Tradition

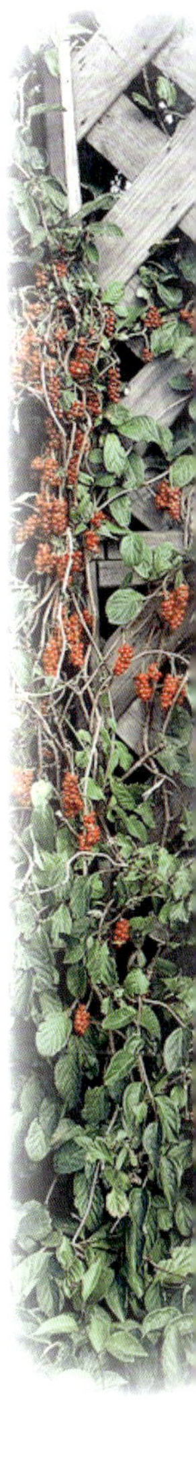

Ein hohes Alter, ohne zu altern, und eine Steigerung der Lebensenergie *Qi* verspricht das älteste chinesische Heilkräuter-Kompendium, die *Materia Medica*[54] des „Göttlichen Landwirts'" Shen Nung (ca. 2600 v. Chr.) beim regelmäßigen Verzehr einer kleinen roten Beere, die im Westen mit dem klangvollen Namen Schisandra versehen wurde. In historischen Kunstwerken oft als ein Symbol für Langlebigkeit und Unsterblichkeit abgebildet, preisen zahllose Geschichten und Dokumente ihre Fähigkeit, die jugendliche Vitalität zu erhalten und das Leben zu verlängern.

So schätzten Jägerstämme im nördlichen China die getrockneten Früchte als gehaltvolle Vorratspackung, die sie gerne auf längere Jagdausflüge mitnahmen, um ihre schwindenden Kräfte zu erneuern. Die Beere stand bei chinesischen Kaisern und ihren Gemahlinnen ebenso auf dem Speiseplan wie bei Regierungsbeamten und dem gemeinen Volk. Sie wurde weithin aufgrund ihrer lebensverlängernden, erfrischenden, entspannenden und kräftesteigernden Wirkungen verzehrt. Für Zhu Dan-xi, den im 13. Jahrhundert lebenden Begründer der berühmten Yin-Ernährungs-Schule, war Schisandra ein unschätzbares Mittel, um „die Essenz, das Qi und die vitale Wärme der fünf inneren Organe zu bewahren" [1]. Vor allem aber war sie bei Männern wie Frauen als sexuelles Tonikum beliebt. Die Beeren der wild wachsenden Ranke wurden in der Tat als so nützlich angesehen, dass im späten 16. Jahrhundert Beamte der Hezhong Präfektur große Mengen davon dem Kaiser als Tribut sandten.[14]

Nicht zu verachten war offenbar auch ihre kosmetische Wirkung von innen. Die taoistische Schrift *Baopuzi* aus dem frühen 4. Jahrhundert fügt den vielfältigen Wirkungen der Beere „die Schönheit eines Jade-Mädchens" hinzu, die offenbar auch von Männern erlangt werden konnte. So erzählt der Verfasser Ge Hong in den „inneren Kapiteln" der Schrift von einem Herrn namens Huai Nan Gong, der Schisandra 16 Jahre lang zu sich nahm und dadurch nicht nur mit der beschriebenen Schönheit gesegnet wurde. Huai Nan Gong, so heißt es, blieb bei der Berührung mit Wasser trocken und Feuer konnte ihn nicht verbrennen. Wohl eine poetische Art, den von Schisandra verliehenen Schutz des Körpers vor Schäden durch die Elemente zu beschreiben.

Die Reputation der Beere hat sich bis in die heutige Zeit hinein erhalten. In China gibt es kaum einen Kräuterladen, in dem die Beere nicht zu bekommen ist. Doch auch in unseren Breiten nimmt ihre Berühmtheit zu. Auf der Suche nach einem ganzheitlichen Ansatz zur Heilung vertrauen immer mehr Menschen auf das uralte Wissen überlieferter Heiltraditionen aus dem Osten. Seit Jahrtausenden geprüft und für gut befunden, erleben Heilmethoden wie Ayurveda und die Traditionelle Chinesische Medizin fern ihrer Heimat einen ständig zunehmenden Boom. Ihre vielfältigen Kräutermischungen und Heilverfahren unterstützen und ergänzen einander, wobei sich einige der Heilpflanzen auch einen herausragenden Status als Einzelmittel erobert haben. Dazu zählen beispielsweise Ginseng, grüner Tee und Goji-Beeren. Ähnlich den Goji-Beeren ist Schisandra hier im Westen ein relativer Neuankömmling dieser besonderen Spezies.

Fünf Elemente und drei Schätze

Im Chinesischen wird Schisandra als Wu Wei Zi bezeichnet. Dieser Name offenbart eine wohl einmalige Eigenschaft der leuchtend roten Beere: Das *Kraut der fünf Geschmäcker*, so die Übersetzung, enthält in der Tat alle grundlegenden Geschmacksrichtungen. Obwohl der saure Geschmack überwiegt, enthalten Schale und Fruchtfleisch auch süßes Aroma, die Kerne besitzen Schärfe und Bitterkeit und alle Bestandteile sind dazu noch leicht salzig. Das kulinarische Ergebnis mag für manch einen etwas gewöhnungsbedürftig sein, die meisten empfinden den Geschmack der Beere jedoch als sehr anregend.

Die Wirkung einer solchen Vielseitigkeit beschränkt sich der Traditionellen Chinesischen Medizin zufolge jedoch nicht nur auf den Gaumen. Die erwähnten Geschmacksrichtungen entsprechen den fünf Elementen Holz, Feuer, Erde, Metall und Wasser, die wiederum im Körper ihre Entsprechungen haben. Gesundheit wird als ein Gleichgewicht aller fünf Elemente betrachtet. Nachfolgend eine kurze Zusammenstellung der Wirkungen der Geschmäcker und ihrer Entsprechungen:

Sauer ist adstringierend und konsolidierend, bewahrt die Körpersäfte. Element *Holz.* Funktionskreis: *Leber/Galle.* Sinnesorgan: *Augen.* Gewebe: *Muskeln.*

Bitter beseitigt Hitze und Feuchtigkeit, kühlt Blut und Herz. Element: *Feuer.* Funktionskreis: *Herz/Dünndarm.* Sinnesorgan: *Zunge.* Gewebe: *Blutgefäße.*

Süß tonisiert und harmonisiert, baut Qi auf. Element: *Erde.* Funktionskreis: *Milz/Magen.* Sinnesorgan: *Mund.* Gewebe: *Bindegewebe.*

Scharf löst Stagnation, zerstreut die Energie. Element: *Metall.* Funktionskreis: *Lunge/Dickdarm.* Sinnesorgan: *Nase.* Gewebe: *Haut.*

Salzig weicht Verhärtungen auf und trocknet aus. Element: *Wasser.* Funktionskreis: *Niere/Blase.* Sinnesorgan: *Ohren.* Gewebe: *Knochen.*

So zeigt sich allein im Geschmack der Beere schon ein außergewöhnlich breites Wirkspektrum. Doch heben chinesische Kräuterkundige sowie auch Taoisten noch eine weitere richtungsweisende Eigenschaft der kleinen Frucht hervor: Neben den fünf Geschmacksrichtungen fördert Wu Wei Zi auch alle drei Schätze der chinesischen Medizin und Philosophie:

– ***Jing,*** auch ***Essenz*** genannt, ist jene ursprüngliche individuelle Energie, die uns bei der Empfängnis im Mutterleib mitgegeben wurde. *Jing* wird auch als Materie, nährende Essenz oder Samen bezeichnet.

– Das bekannte ***Qi*** wird häufig als Lebenskraft bezeichnet. Es ist die dynamische Energie, die aus der Interaktion der gegensätzlichen Kräfte von Yin und Yang resultiert und rhythmisch in den Meridianen zirkuliert.

– ***Shen*** wird mit Psyche, Seele oder (göttlichem) Geist gleichgesetzt. Es ist die Energie hinter mentaler, spiritueller oder kreativer Aktivität.

Wenn diese drei Schätze harmonisch zusammenarbeiten, resultiert dies in geistig-seelischer Gesundheit und Wohlbefinden.

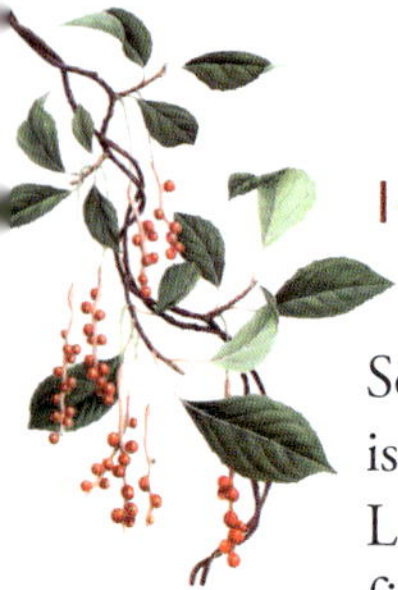

So mag es nicht verwundern, dass Kräuterspezialisten und auch manche Taoisten in Schisandra die Quintessenz einer Heilpflanze sehen, wobei namentlich Letztere die Beere gern zur Unterstützung ihrer taoistischen Übungen und für die Entwicklung ihrer spirituellen Kraft nutzen.

Schisandra in der chinesischen Medizin

Die folgende Aufstellung ist eine Zusammenfassung aus verschiedenen überlieferten und zeitgenössischen Schriften.

Geschmacksqualität:
Vorwiegend sauer, doch auch süß, salzig, scharf und bitter (siehe hierzu auch Seite 13).

Energetisches Temperaturverhalten:
warm (harmonisierende Wärme, nicht austrocknend)

Funktionskreisbezug:
Nieren, Lunge, in manchen Schriften auch Herz

Wirkungen:

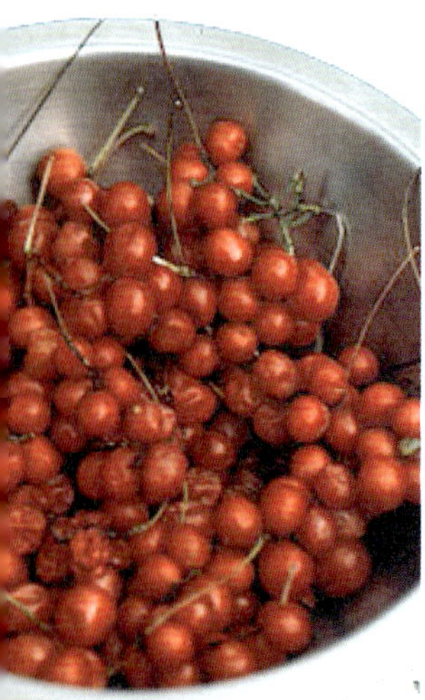

- „Justiert" und verbessert die gesamten physiologischen Funktionen
- Fördert die Erzeugung und Speicherung der Essenz
- Füllt Qi auf, schützt und sichert es
- Tonisiert Qi und das Blut
- Beruhigt den Geist
- Stützt und ergänzt Yin, tonisiert das Yin der fünf Yin-Organe
- Vermindert Hitze
- Fördert Flüssigkeitssekretionen, konsolidiert die Körpersäfte und beugt ihrem Verlust vor, vermindert Durst und trockenen Mund
- Befeuchtet Lungen und Magen
- Stoppt Auswurf und Ausfluss
- Festigt und stärkt die Nierenessenz, tonisiert die Nieren
- Bewahrt und fördert das Lungen-Qi, stillt Husten
- Bewahrt das Herz-Qi
- Nährt und unterstützt die Leber und erhellt die Augen
- Stoppt Durchfall

- Hemmt übermäßiges Schwitzen
- Stärkt Sehnen und Knochen
- Vermindert ödematöse Schwellungen
- Weckt sexuelle Potenz und Sensibilität

Indikationen:

- Qi-Schwäche
- Yin-Schwäche mit Trockenheit: trockener Mund, Durst, Heiserkeit, trockene Haut
- Mangel an Körperflüssigkeiten
- Lungen-Qi-Schwäche, trockener und chronischer Husten, Atemnot, flacher Atem, Asthma
- Durchfall bei Schwäche in den Funktionskreisen Milz und Niere, Erbrechen
- Übermäßiges Schwitzen und Nachtschweiß bei Yin-Schwäche
- Diabetes aufgrund innerer Hitze
- Reizbarkeit
- Herzklopfen, schwacher Puls
- Impotenz, vorzeitiger Samenerguss, nächtlicher Samenabgang
- Häufiges Wasserlassen durch Nieren-Leere
- Vergesslichkeit
- Vaginaler Ausfluss
- Schlaflosigkeit, durch Träume gestörter Schlaf

Vorsicht bei:

Lungen-Hitze-Fülle; Frühstadium von Husten oder Ausschlag; Schwangerschaft und Stillzeit.

Wechselwirkung:

Schisandra sollte nicht zusammen mit Yu Zhu (*Polygonum odoratum*) genommen werden.

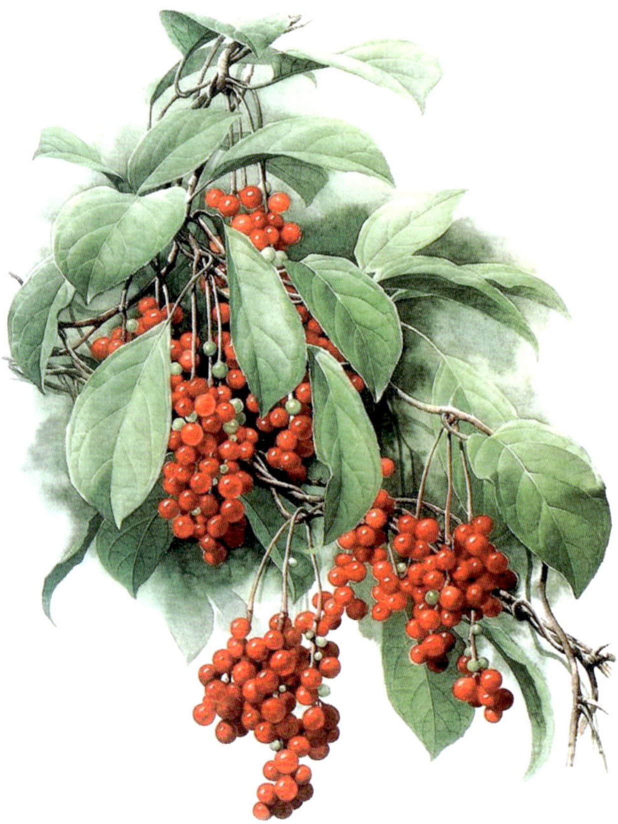

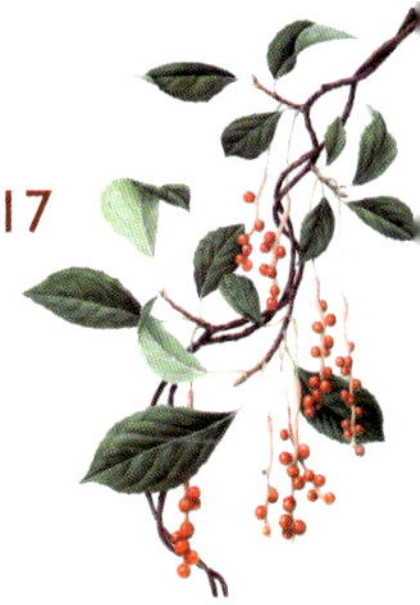

Anregung, Stärkung und Ausgleich – ein Adaptogen und Tonikum

Die kleine rote Beere aus China trat Mitte des letzten Jahrhunderts ihre Reise in den Westen an. Zu jener Zeit wurde in der westlichen Naturheilkunde ein neuer Begriff eingeführt: *Adaptogen.* Etwa eine unter 4000 Pflanzen, so schätzt man heute, ist mit ganz außergewöhnlichen Eigenschaften ausgestattet: Diese Pflanzen unterstützen und fördern sämtliche Organe und bringen aus dem Gleichgewicht geratene Körperfunktionen in ihren natürlichen Zustand zurück. Sie vermindern, was zu viel ist, und vermehren, woran es mangelt. Bis heute verblüfft dieser Einfluss auf den ausgleichenden Kontrollmechanismus des Körpers viele konventionelle Wissenschaftler. Die einzigartige Fähigkeit, in einer gegebenen physiologischen Situation genau das Richtige zu tun, veranlasste einige Beobachter sogar dazu, Adaptogenen *Intelligenz* zuzuschreiben.

Adaptogene Heilpflanzen entsprechen den „erhabenen Kräutern" der chinesischen Medizin wie auch den Rasayanas des Ayurveda, deren Wirkung auf ganz ähnliche Weise beschrieben wird.

Die bisher umfangreichste Forschung über Adaptogene haben wir den ehrgeizigen Zielen der ehemaligen UdSSR zu verdanken. Im Jahre 1943 beauftragte der Rat der Volkskommissare die Sowjetische Akademie der Wissenschaften, leistungssteigernde Mittel für ihre militärische und politische Elite zu finden. Russische Teilnehmer an den Olympischen Spielen und russische Schachspieler sollten davon ebenso profitieren wie das weltberühmte Bolschoi-Ballett. Für ihre Soldaten erhofften sie sich mit Hilfe dieser Mittel größere Ausdauer und Wachsamkeit und von ihren Arbeitern größere Produktivität.

Eine intensive Forschung nach dem perfekten Tonikum begann, die sich bis in die 80er-Jahre hinziehen sollte. Vorreiter der Forschung war der Wissenschaftler, Arzt und Pharmakologe Nikolai V. Lazarev. Er untersuchte zunächst eine synthetische Substanz, wandte sich jedoch bald zusammen mit seinem Kollegen und Nachfolger Israel I. Brekhman natürlichen Heilpflanzen zu. Letzterer studierte in den frühen 1950er-Jahren zunächst die Wirkung von asiatischem Ginseng panax. Da dieser in der UdSSR nicht heimisch und der Import in größeren Mengen zu kostspielig war, dehnte er die Studien bald auf andere Pflanzen aus – darunter auch Schisandra.

Im Laufe der Zeit war ein Team von 1200 Wissenschaftlern und Ärzten an der Forschung beteiligt. In über 3000 klinischen Versuchen und experimentellen Studien wurden 4000 vielversprechende Pflanzen untersucht. Die endgültige Auslese bestand aus zwölf Pflanzen, die den Anforderungen genügten, wobei sich der größte Teil der Forschung auf Schisandra, Eleuthero, Rhodiola und Rhaponticum konzentrierte.[61, 173]

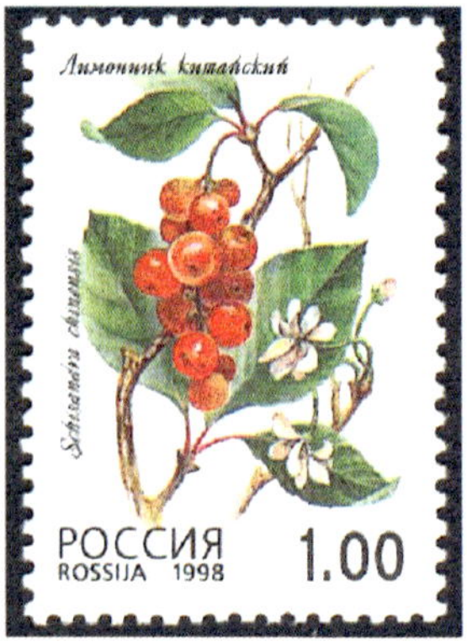

Eine in Russland herausgegebene Briefmarke der Schisandra-Beere bezeugt die Bedeutung dieser Pflanze in der russischen Forschung.

Der Begriff Adaptogen (von lat. *adaptare* = adaptieren, sich angleichen, anpassen) wurde von Nikoai Lazarev geprägt in dem Versuch, die besonderen Eigenschaften der betreffenden Heilpflanzen zu beschreiben. Brekhman legte zudem einige grundlegende Richtlinien für Adaptogene fest.

1. **Ein Adaptogen ist auch bei fortgesetztem Gebrauch ungiftig.**
2. **Ein Adaptogen steigert die Abwehr des Körpers gegenüber physischem, psychischem, chemischem und biologischem Stress.**
3. **Ein Adaptogen versucht immer, die körperlichen Funktionen zu normalisieren, unabhängig von der Richtung, in der sich eine Störung manifestiert.**

Alle Adaptogene haben eine tonisierende, also anregende und aufbauende Wirkung, wobei jedoch nicht jedes Tonikum auch ein Adaptogen ist. Im Gegensatz zu Substanzen wie Nikotin oder Koffein ist die Anregung jedoch in keiner Weise für den Körper belastend. Adaptogene wirken auch als Antioxidans, doch reicht diese Eigenschaft nicht aus, um einer Pflanze den Status eines Adaptogens zuzuschreiben.

Die herausragendste Qualität von Adaptogenen ist ihre Anpassungsfähigkeit. Ihr Effekt kommt immer genau dort zum Einsatz, wo er gebraucht wird. Sie wirken je nach Befindlichkeit stimulierend oder entspannend. Menschen, die schwach und lustlos sind, erfahren eine Aufmunterung. Nervöse Menschen werden ruhiger. Ist der Blutzuckerspiegel zu tief gesunken oder der Blutdruck zu hoch gestiegen, vermag ein Adaptogen die Körperwerte wieder zu normalisieren. Überfunktionen werden gedämpft und Unterfunktionen ausgeglichen.

Adaptogene wirken auf das Gehirn, die Nerven, das endokrine Drüsensystem und das Immunsystem regulierend und förderlich ein. Das Konzept von „eine Medizin für eine Krankheit“ kann nicht auf Adaptogene angewandt werden; vielmehr fördern sie die körpereigenen Heilmechanismen und helfen, die Ursachen und Folgen von Krankheiten zu bereinigen. Sie unterstützen die Selbstregulation des Körpers und beseitigen oder mildern Funktionsstörungen.

Während Adaptogene in früheren Zeiten vor allem zur Verlängerung des Lebens und zur Steigerung der Lebensqualität verwendet wurden, kommen sie heute insbesondere zur Reduktion von Stresssymptomen zum Einsatz. Tatsächlich helfen sie dem Körper bei Stress und Überforderung, die physiologische Balance wiederherzustellen und zu einer normalen Funktionsweise zurückzukehren. Die Toleranz gegenüber Stress wird erhöht, der gesamte Organismus wird widerstandfähiger und kann sich physischen wie psychischen Belastungen besser anpassen. Körper und Geist können auf Stress leichter und schneller in konstruktiver Weise reagieren. Dauerbelastungen werden besser verarbeitet, und stressbedingten organischen Schäden wird vorgebeugt.[76]

Zusammengefasst sind Adaptogene stimulierend, beruhigend, ausgleichend, stärkend, stressmindernd und in der Tat leistungssteigernd. All diese Eigenshaften sind auch bei Schisandra gegeben, wie neben den erwähnten russischen Untersuchungen auch Forschungsergebnisse aus China und Japan eindrucksvoll belegen.

Eine große Anzahl der uns vorliegenden Studien berichten von einer Steigerung der Arbeitskapazität und einer höheren Qualität der Arbeit durch den Verzehr von Schisandra. Auch zeigte sich eine größere geistige Wachheit und Verringerung von Müdigkeit. Lastwagenfahrer, Piloten, Seeleute und Athleten konnten mit Hilfe von Schisandra größere mentale und physische Leistungen unter stressvollen Bedingungen vollbringen. Kinder und Fabrikarbeiter wurden seltener krank. Die Erholung nach Erschöpfung erfolgte schneller, die physische Kraft nahm zu, Präzision und Koordination blieben auch unter ermüdenden Bedingungen erhalten. Nebenwirkungen waren so gut wie nicht vorhanden.

Wir möchten im Folgenden einige Untersuchungen herausgreifen, welche die tonisierende und adaptogene Wirkung von Schisandra besonders hervorheben. Zwar entsprechen einige der frühen Studien nicht mehr dem heutigen Standard der modernen Forschung, dennoch sind sie so aussagekräftig, dass wir sie mit einbezogen haben.

In einer Studie mit 59 Stewardessen und Stewards im Alter von 22 bis 29 Jahren wurden bei sieben- bis neunstündigen Nonstop-Flügen verschiedene Parameter für Stress vor und nach den Flügen gemessen. Die Mitglieder der Kontrollgruppe zeigten eine Steigerung der Herzfrequenz von 76 Schlägen pro Minute auf 88 Schläge und ihr Blutdruck erhöhte sich von 112 auf 119. Mit der Einnahme von 0,5 g eines Schisandra-Extraktes blieben Herzschlag und Blutdruck dagegen auf ihrer normalen Ebene.[77,178]

Bei Telegrafisten verhinderte eine Dosis von 5 – 10 mg Schisandra-Extrakt pro kg Körpergewicht Müdigkeit und steigerte die Genauigkeit von telegrafischen Übertragungen um 22 %.[76]

In einem weiteren Experiment bekamen junge Männer die Aufgabe, ein Stück Garn durch eine feine Nadel zu fädeln während sie gleichzeitig eine Nachricht über Kopfhörer empfingen. Im Vergleich zu anderen verabreichten Stimulanzien zeigte sich mit Schisandra eine signifikante Steigerung der Genauigkeit und Qualität ihrer Aufgabe.[178]

Interessant ist auch eine Studie, die 28 Tage lang mit 95 Männern im Alter von 25 bis 35 Jahren in einem Sanatorium durchgeführt wurde. Nach Einnahme von Schisandra steigerte sich ihre Vitalität um 19 %; die Muskelstärke nahm um 27 % zu, die Menge an Hämoglobin im Blut wurde um 6 % angehoben. Die Wissenschaftler schlossen daraus, dass Schisandra sehr schnell Erschöpfung und Müdigkeit beseitigt und die geistige und körperliche Arbeitsfähigkeit steigert. [70]

Dass die Forscher mit ihrem Zugriff auf natürliche Substanzen zur Steigerung der sportlichen Leistung mehr als richtig lagen, zeigt eine Untersuchung mit 140 männlichen Langstreckenläufern. Sie alle lebten unter den gleichen Bedingungen und bekamen die gleiche Nahrung. Die Läufer wurden in drei Gruppen eingeteilt. Einer Kontrollgruppe wurde Glukose verabreicht, die zweite Kontrollgruppe erhielt das illegale Aufputschmittel Phenamin, und die dritte Gruppe nahm Schisandrin (ein Schisandra-Lignan) ein. Wie erwartet, schlugen die meisten Läufer (59 %) unter dem Einfluss von Phenamin ihren eigenen Schnelligkeitsrekord. Überraschend war jedoch das Ergebnis mit Schisandrin: 74 % der Läufer übertrafen ihre eigene bisherige Höchstleistung. [132]

Eine geringere Ermüdung und eine schnellere Erholung nach dem Training wurde in einer weiteren Studie bei Langstreckenläufern, Skiläufern und Gymnasten festgestellt, die zwei Wochen lang täglich 1,5 bis 6 g Schisandrakerne zu sich nahmen. Eine weitere Studie der gleichen Wissenschaftler zeigte bei 58 untrainierten jungen Soldaten und 62 durchtrainierten Sportlern eine gesteigerte physische Kapazität bei der Einnahme von 2 g Schisandra-Extrakt. Die untrainierten Soldaten profitierten bereits nach 24 Stunden sichtbar von dem Extrakt, während es bei den durchtrainierten Versuchsteilnehmern 7 bis 14 Tage dauerte, ehe sich ihre bereits hervorragende Leistung noch weiter steigerte. [157]

Auch unsere Sinne können durch Schisandra offenbar geschärft werden. So verbesserte die Beere bei Untersuchungen die Sehkraft und das Gehör, vergrößerte das visuelle Feld und die Anpassung der Augen an die Dunkelheit. Zudem wird unser Tastsinn sensibler. Ertastete Formen und Muster konnten mit Hilfe von Schisandra leichter unterschieden werden. Diese gesteigerte Empfindsamkeit der Hautrezeptoren wurde von den Wissenschaftlern auf einen Einfluss der Beere auf das Zentralnervensystem zurückgeführt. [182]

Ein stimulierender Effekt auf das Zentralnervensystem wurde auch in etlichen Tierversuchen festgestellt. So zeigten beispielsweise Ratten in Tests schnellere Reflexe und bei Hunden steigerte sich die Unterscheidungskraft. [188]

Etliche Versuche wurden auch mit Rennpferden durchgeführt. [67, 68, 93] Das Ergebnis waren höhere physische Leistung, schnellere Erholung und verbesserte Serum-Parameter. So wurde in einer interessanten Doppelblindstudie 30 Minuten vor Testrennen Rennpferden und Springpferden einmalige Dosen eines Schisandra-Extrakts, entsprechend 50 g bzw. 192 g getrockneter Beeren, verabreicht. Herzschlag- und Atemfrequenz sowie Milchsäure nahmen bei den behandelten Pferden ab, während die Glukose im Plasma zunahm. Die Rennpferde waren auf 800 m im Durchschnitt 3 Sekunden schneller als die Kontrollgruppe. [94] Leistungsschwache Sportpferde zeigten nach 7-14 Tagen der Einnahme von täglich 3 g eines Schisandra-Extraktes eine deutliche Verbesserung ihrer Leistung. [93]

Diese Beispiele mögen zur Bestätigung der adaptogenen Fähigkeiten der kleinen roten Frucht genügen. In den letzten zwei Jahrzehnten hat sich die Schisandra-Forschung zunehmend auf Laboruntersuchungen ausgerichtet. Dabei sind aufschlussreiche Wirkmechanismen zutage getreten, die Gegenstand des folgenden Kapitels sein sollen. Leider beruhen viele der Erkenntnisse auf Versuchen mit Labortieren, und wir möchten hier einfügen, dass wir prinzipiell gegen alle Tierversuche sind, bei denen Tiere gequält und geopfert werden. Als Autoren haben wir jedoch die Pflicht, ein möglichst vollständiges Bild zu vermitteln und so haben wir uns entschlossen, die entsprechenden Forschungsergebnisse trotz unseres inneren Widerstandes in dieses Buch mit aufzunehmen.

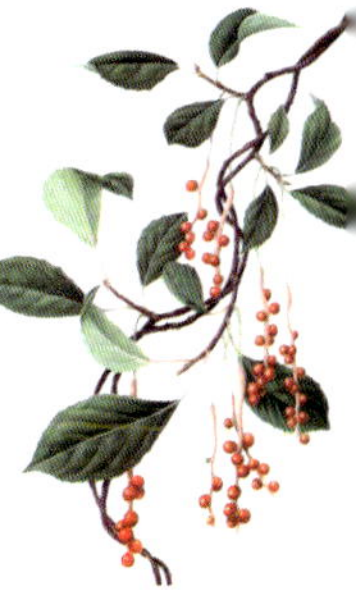

Was sagt die moderne Forschung?

Die ungewöhnlich breite Geschmackspalette der Schisandra-Beere verspricht auch nach neueren wissenschaftlichen Erkenntnissen bereits eine Menge Gutes. Gesundheitsfördernde sekundäre Pflanzenstoffe, auch als Phytochemikalien *(phyto* = griech. für *Pflanze)* bezeichnet, tun sich unseren Sinnen oft durch Farben oder Aromen kund, und in der Tat ist die Beere mit diesen vollgepackt. Zusammen mit einem beachtlichen Gehalt an Vitaminen, Mineralien, essentiellen Fettsäuren und weiteren Substanzen (siehe Hauptinhaltstoffe der Schisandra-Beere auf der nächsten Seite) spielen sie alle im großen Konzert der Wirkstoffe einen wichtigen Part.

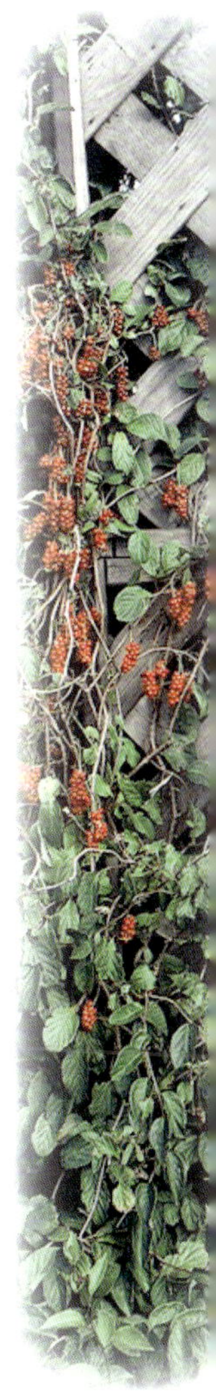

Wir möchten dieses Kapitel jedoch einer ganz speziellen Gruppe von Phytochemikalien widmen, die für die breitgefächerten Wirkungen der Beere im Besonderen verantwortlich zu sein scheinen – sogenannte Lignane. Circa 40 verschiedene Lignane wurden in den Kernen der Beere gefunden und sie machen bis zu 19 % ihrer Gesamtmasse aus.

Was aber sind Lignane? Der Name leitet sich ab von dem lateinischen Begriff für Holz *(lignum)*. Dies ist wahrscheinlich auf ihre ballaststoff-ähnlichen Eigenschaften zurückzuführen. Strukturell sind sie den Sexualhormonen ähnlich, und daher werden sie auch als Phytoöstrogene bezeichnet. Besonders viele Lignane sind beispielsweise in Leinsamen vorhanden. Lignane besitzen eine Reihe von faszinierenden biologischen Eigenschaften, die unter anderem im weiten Arsenal der Anti-Aging-Strategien Anwendung finden.

Die Wirkung der Schisandra-Lignane sind Gegenstand vieler wissenschaftlicher Studien, die insbesondere in Russland, China und Japan durchgeführt wurden. Hauptforschungsgebiete betreffen die adaptogenen Eigenschaften, Leberschutz, Wirkungen auf das Herz-Kreislauf-System und das Immunsystem, Einfluss auf das Zentralnervensystem und die Hirnleistung sowie ihre entzündungshemmenden Wirkungen.

Leider liegen uns nur wenige vergleichende Untersuchungen mit der ganzen Beere vor. Die wissenschaftliche Forschung wird mit dem Ziel finanziert, aus isolierten Wirkstoffen Medikamente zu entwickeln, die auf bestimmte Krankheitsbilder abzielen. Diese Auszüge werden beim Verzehr der naturbelassenen Frucht durch eine Vielzahl anderer Stoffe ergänzt, wodurch ihre Wirkung möglicherweise modifiziert wird.

Die Hauptinhaltsstoffe der Schisandra-Beere

Kohlenhydrate (7 %)

Faserstoffe (7 %)

Proteine (13 %)

Vitamine: C, E, Provitamin A (Beta-Carotin), Thiamin (B_1), Riboflavin (B_2), Niacin (B_3), Pyridoxin (B_6)

Mineralien: Kalzium, Magnesium, Eisen

Spurenelemente: Selen, Jod, Zinn, Cobalt, Phosphor, Kalium, Natrium

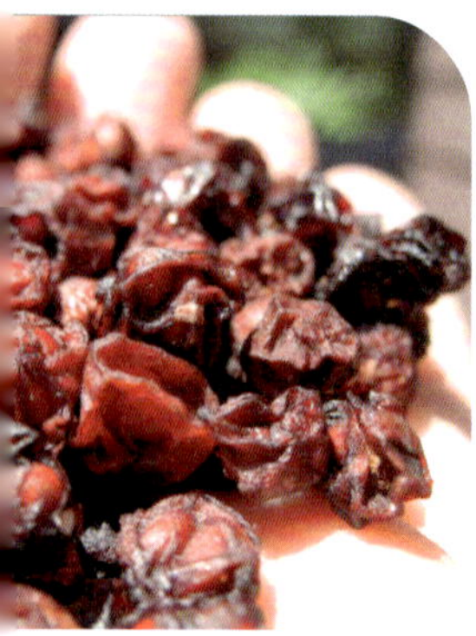

Säuren im Fruchtfleisch (ca. 10 %): Zitronensäure, Apfelsäure, Tartarsäure, Fumarsäure

Fettsäuren in den Kernen (ca. 33 %): Linolsäure, Ölsäure, Linolensäure, Laurinsäure, Succinylsäure, Palmitinsäure

Lignane und ihre Komponenten (5 – 19 %): Schisandrin A, B und C, y-Schisandrin, pseudo-y-Schisandrin, Schisandrol A, B, Schisandrat B, Schisantherin A, B, C, D, E Gomisin A, B, C, D, E, F, G, H, J, N, O, (-)-Gomisin K1, (+)-Gomisin K2, (+)-Gomisin K3, (-)-Gomisin L1, (-)-Gomisin L2, (+)-Gomisin M1, (+)-Gomisin M2, Epigomisin O, Angeloylgomisin Q, Angeloylgomisin P und Tigloylgomisin P, Neoschisandrin und viele mehr

***Anmerkung:** Etliche der Lignane erhielten in verschiedenen Ländern, in denen sie erforscht wurden, unterschiedliche Bezeichnungen. Wir haben für die obige Aufstellung die gebräuchlichsten gewählt.*

Weitere Bestandteile: Ätherische Öle, Flavonoide, Pektine, Harze, Phytosterole (Beta-Sitosterol und Stigmasterol), Gerbsäure, Triterpene

Zellschutz, Energie und Jugendlichkeit durch Lignane

Die Erhaltung von Jugendlichkeit ist aufs Engste mit zwei Begriffen verknüpft, an denen heute kein gesundheitsbewusster Mensch mehr vorbeikommt: freie Radikale und ihre „Fänger", Antioxidantien. Umweltverschmutzung und Stress, aber auch die normale Sauerstoffverwertung in unseren Zellen sowie bestimmte Funktionen unseres Immunsystems führen zur Bildung von freien Radikalen. Dies sind instabile Moleküle, denen durch die oben genannten Faktoren ein Elektron abhanden kam. In dem Bestreben, den Verlust wieder auszugleichen, entreißen sie benachbarten Molekülen die begehrten Elektronen. Die beschädigten Moleküle können ihre Funktion nicht mehr erfüllen, und bei fortgesetzten Angriffen ist Krankheit die Folge.

Eine wachsende Flut von Forschungsergebnissen zeigt, dass freie Radikale am Entstehen und Fortschreiten von 80 bis 90% aller degenerativen Erkrankungen beteiligt sind. Tatsächlich hat das Wissen um die radikalen Angreifer geholfen, viele ungelöste Geheimnisse von Krankheit und Alterungsprozessen zu lüften. Mehr als 50 verschiedene Erkrankungen werden heute mit den aggressiven Elektronenräubern in Verbindung gebracht, von Herz-Kreislauf-Beschwerden über Osteoporose, Arthritis, Autoimmunerkrankungen und Diabetes bis hin zu Krebs und geistiger Degeneration.

Unser Körper ist den Angriffen der Freibeuter jedoch nicht wehrlos ausgesetzt. Neben äußerlich zugeführten Antioxidantien in unserer Nahrung verfügt er über ausgeklügelte interne Abwehrstrategien. Fängertrupps mit so komplizierten Namen wie Glutathionperoxidase und Superoxiddismutase (SOD) – um die zwei wichtigsten zu nennen – entschärfen freie Radikale direkt in den Zellen. Schisandra hat nun die wunderbare Eigenschaft, die internen Polizeitruppen zu stärken.[87, 199] In Versuchen mit Schisandra-Lignanen erhöhte sich die Anzahl diverser Truppenmitglieder in den untersuchten Geweben beträchtlich.[87, 138, 199] Darüber hinaus steuert die Beere noch weitere Radikalenfänger in Form von externen Antioxidantien bei.[202]

Der bestuntersuchte körpereigene Fängertrupp in Bezug auf Schisandra ist die Glutathionperoxidase. Ihre Mitglieder halten überschüssige Elektronen bereit, die sie den freien Radikalen anbieten. Täglich werden je nach Zellart zwischen einigen tausend bis hunderttausend solcher Elektronengaben in jeder einzelnen Zelle von den cleveren Radikalenfängern verschenkt. Glutathion braucht das Spurenelement Selen, um zu funktionieren, welches die Beere in großem Maße bereithält.

Besonders hohe Ebenen an Glutathion finden sich im Gehirn. Tatsächlich ist Glutathion das wichtigste Antioxidans in unserer obersten Schaltzentrale, wo es gemeinsam mit SOD und anderen Radikalenfängern einem geistigen und nervlichen Zerfall entgegenwirkt. Menschen mit neurodegenerativen Erkrankungen wie Multipler Sklerose, Alzheimer und Parkinson weisen in der Regel sehr niedrige Glutathion-Spiegel auf. Auch bei Krebs und Herzerkrankungen und Fehlfunktionen des Immunsystems wurde ein Mangel an diesem Radikalenfänger festgestellt. Unsere Leber ist ebenfalls in besonderem Maß auf den Glutathionschutz angewiesen, um voll funktionsfähig zu bleiben. Der ständige Kontakt mit Toxinen macht sie besonders anfällig für den Angriff durch Elektronenräuber. Tatsächlich ist sie das Organ mit dem höchsten Vorkommen an Glutathion. Auch ihr Gehalt an SOD lässt sich sehen. Zur Erhaltung männlicher wie weiblicher Fruchtbarkeit und der gesunden Entwicklung des Fötus spielt der oxidative Schutz von Glutathion und SOD ebenfalls eine herausragende Rolle.

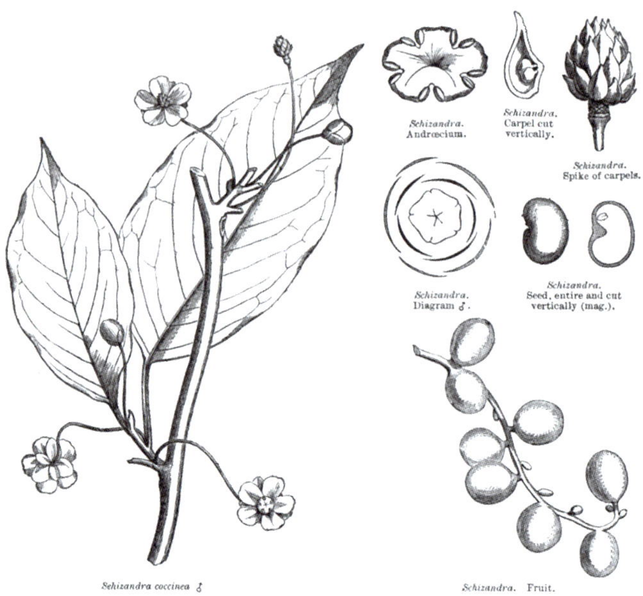

Nun haben Untersuchungen gezeigt, dass Schisandra den Glutathionschutz sozusagen direkt an der Quelle erhöht – dort, wo die allermeisten internen freien Radikalen erzeugt werden: in den Energiefabriken unserer Zellen.[83, 111, 122, 126, 127, 195]

Im Innern jeder Zelle befinden sich, je nach Zellart, bis zu einigen tausend Mitochondrien, in denen unter Sauerstoffverwertung Energie gewonnen wird. Diese Generatoren produzieren jedoch nicht nur die meiste Energie in unserem Körper, sondern auch die meisten freien Radikalen. Sauerstoffradikale sind ein unausweichliches Nebenprodukt der unablässigen Energieerzeugung in den Zellen. Sie können die mitochondriale DNA angreifen und dadurch zu Mutationen ihrer Erbinformation führen. Die Folge ist eine verminderte Leistung der Energiefabriken und damit ein Mangel an Energie.

Bei Stress und Belastungen wie auch mit zunehmendem Alter lässt die Qualität der mitochondrialen DNA und damit die Energiebereitstellung immer mehr nach. Wissenschaftler vermuten, dass wir eines natürlichen Todes sterben, wenn der Energiehaushalt eines bestimmten Organs unter einen gewissen Schwellenwert gesunken ist. Welches Organ dies ist, wird noch diskutiert, doch sind Gehirn und Herz die wahrscheinlichsten Kandidaten dafür.

Die nachlassende Funktion der Energiefabriken geht mit einer Verringerung des Glutathions in den Zellen einher. Diese altersbedingte Abnahme tritt in allen Geweben auf, einschließlich Leber, Nieren, Lunge, Herz, Milz und Gehirn, und zwar bei allen Lebewesen – von Mücken und Fliegen über Ratten und Mäuse bis zum Menschen.

Daher ist die Aufrechterhaltung eines hohen Glutathionstatus oberstes Gebot. Ausreichende Mengen an diesem Radikalenfänger korrespondieren mit besserer Gesundheit und weniger Alterserscheinungen. Niedrige Werte deuten auf Erkrankungen und einen frühen Tod hin. Ältere Zeitgenossen mit guter Gesundheit haben sich ungewöhnlich hohe Ebenen an Glutathion bewahrt. Diese aufschlussreiche Tatsache zeigte sich erstmals bei Studien mit Hundertjährigen.

Neben Glutathion trägt auch SOD ganz ausschlaggebend zur Lebensdauer bei. Bei Menschen mit einer stark beeinträchtigten Fähigkeit, normale SOD-

Werte aufrechtzuerhalten, verkürzt sich die Lebenserwartung um ein ganzes Drittel.[88]

So liefert der antioxidativen Schutz durch die Schisandra-Beere bereits eine plausible Erklärung für ihre belebende, verjüngende und energiesteigernde Wirkung.

Hitzeschockproteine – Schutz für die Bausteine des Lebens

Die schützende Wirkung der Frucht findet jedoch noch auf weiteren Ebenen statt. Gemäß neueren Studien steigert Schisandra die Anzahl sogenannter Hitzeschockproteine (HSP) in den Zellen.[81]

Was in aller Welt sind Hitzeschockproteine? Zunächst einmal sind sie ein essentieller Bestandteil aller lebendigen Zellen. Ihre Aufgabe ist es, andere Proteine vor der Wirkung belastender Umwelteinflüsse wie Strahlung, Schwermetalle, Giftstoffe und auch vor freien Radikalen zu schützen. Werden unsere Zellen von diesen schädigenden Einflüssen angegriffen, reagieren sie mit einer gesteigerten Bildung von Hitzeschockproteinen. Die HSP bewahren andere Proteine vor der Denaturierung, helfen ihnen bei der Erhaltung ihrer Struktur oder beschleunigen den Abbau nicht mehr funktionsfähiger Proteine. Auch auf Hitze reagieren unsere Zellen mit einer vermehrten Produktion von Hitzeschockproteinen – eine Entdeckung, der sie ihren Namen verdanken. Unter physiologisch normalen Bedingungen spielen Hitzeschockproteine eine wichtige Rolle als sogenannte Chaperone. Sie helfen neu synthetisierten Proteinen sich korrekt zu falten (eine Voraussetzung für ihre Funktion) und unterstützen sie bei ihrer Reifung.[117,159]

Da alle Lebewesen Proteine für die mannigfaltigen zellularen Funktionen und zur Kontrolle des Stoffwechsels nutzen, ist das korrekte Funktionieren dieser Eiweißbausteine eine essentielle Bedingung zur Erhaltung des Lebens. Schisandra fördert neueren Untersuchungen zufolge die Produktion zweier unserer wichtigsten Hitzeschockproteine[81] und liefert damit einen weiteren bedeutsamen Beitrag zum Schutz und Aufbau der vielfältigen körperlichen Funktionen.

Freie Bahn im Gefäßsystem

Vor 100 Jahren entdeckten Wissenschaftler, dass der Sprengstoff Nitroglyzerin zur Erleichterung bei Herzbeschwerden führte. Heute weiß man: Der explosive Stoff „sprengt" nicht etwa, wie zunächst angenommen, verengte Adern auseinander. Stattdessen steigert Nitroglyzerin die Ausschüttung von Stickoxid (auch Stickstoffmonoxid, Nitritoxid oder kurz NO genannt) im Körper. Dieses Gas setzt eine Reaktion in Gang, die zu einer Entspannung und damit Weitstellung der Gefäße führt.

Der gleiche Mechanismus wird offenbar auch durch Schisandra-Lignane initiiert. Die Beere findet seit langem Einsatz bei der Unterstützung des Herz-Kreislauf-Systems. So wird beispielsweise in Korea ein wässriger Schisandra-Extrakt bei Herz-Kreislauf-Beschwerden, insbesondere in Verbindung mit der Menopause, verabreicht. Koreanische Wissenschaftler vermuteten einen Zusammenhang mit dem entspannenden NO. Diverse Tierversuche zeigten, dass sie damit richtig lagen. Unter dem Einfluss von Schisandra-Lignanen erweiterten sich die untersuchten Gefäße von Nagern, hervorgerufen durch eine Anregung der Stickoxid-Produktion und weiterer Mechanismen.[134,175,176]

Einen Anstieg an NO zeigten auch Doppelblindstudien mit Sportlern. Bei Einnahme von Schisandra-Lignanen erhöhte sich die Menge an Stickoxid im Speichel deutlich, während sie bei der Placebo-Kontrollgruppe unverändert blieb. Die weniger fitten Sportler erfuhren eine zusätzliche Steigerung der NO-Werte beim Training. Die Wissenschaftler deuteten dies als eine verbesserte Anpassung an physische Herausforderungen durch den verabreichten Schisandra-Extrakt.[172]

Es dauert circa 8 bis 10 Wochen, bis sich die Folgen einer verbesserten Durchblutung durch Schisandra dauerhaft manifestieren. Dies stellte zumindest der in Hongkong ansässige Pharmakologe Prof. Ping Leun bei Versuchen mit der Beere fest. Er konnte eine Verbesserung des Hörens, Sehens, des Gedächtnisses und der sexuellen Potenz beobachten. Auch Tinnitus (Ohrgeräusche) ließ in einigen Fällen deutlich nach. Wie verschiedene Zeitschriften im Jahre 2006 berichteten, führt Prof. Leun diese Ergebnisse auf eine Abnahme der Plaques an den Gefäßwänden zurück.[7,25] Leider konnten wir hierzu keine veröffentlichten Studien finden, wollen diese Möglichkeit aber dennoch erwähnen. Worin auch immer die Mechanismen bestehen mögen, Herz, Hirn und andere Organe können mit Hilfe der kleinen roten Beere offenbar besser durchblutet und mit Sauerstoff und Nährstoffen versorgt werden.

Interessanterweise verfügen Tibeter über zehnmal so viel NO im Blut wie Tieflandbewohner – eine physiologische Anpassung an das Leben auf 4000 m Höhe. Der hohe NO-Spiegel sorgt für eine Verdoppelung des Blutflusses und damit für eine optimierte Versorgung mit Sauerstoff.

Stickoxid kann jedoch noch mehr, als unsere Gefäße zu entspannen. Es ist in der Tat ein vielversprechender Stoff, der intensiv erforscht wurde. Das Gas befindet sich fast überall im Körper, ist jedoch so kurzlebig, dass es nur unmittelbar am Wirkungsort gebildet werden kann. Je nach Ort seiner Ausschüttung übernimmt es verschiedene Funktionen:

- In den Aderwänden produziertes NO verbessert über die bereits erwähnte Entspannung und Erweiterung der Gefäße die Durchblutung. Widerstand und Druck in den Arterien werden gesenkt, und der Bluthochdruck kann sich normalisieren. Alle Organe einschließlich Herz und Hirn werden besser mit Sauerstoff und Nährstoffen versorgt und können somit besser funktionieren.
- Neben dieser Bedeutung als Signalstoff im Herz-Kreislaufsystem kann NO auch die Zusammenklumpung von Blutplättchen verhindern und somit einer Thrombusbildung vorbeugen.
- Im Nervensystem dient es als wichtiger Transmitter, der Einfluss auf Gehirn- und Magen-Darm-Funktionen nimmt. So rufen in der Darmwand gelegene Nervenendungen durch die NO-Ausschüttung eine Entspannung der Ringmuskulatur hervor.
- Selbst an der Bekämpfung von Infektionen ist NO beteiligt. Von weißen Blutzellen (Makrophagen) produziert, kann NO Bakterien töten.
- Und nicht zuletzt führt die Ausschüttung von NO im Penis zu einer Ausdehnung der Schwellkörper. Dieser Mechanismus führte zur Entwicklung von potenzsteigernden Mitteln wie Viagra. Hier finden wir eine mögliche Erklärung für die jahrtausendealte Reputation von Schisandra als „Liebesbeere".

Zu den drei letztgenannten Punkten sind uns bisher keine Schisandra-Studien im Zusammenhang mit NO begegnet. Ihre beobachteten Wirkungen und die erwiesene Anregung der NO-Produktion durch die Beere lassen jedoch auf einen kausalen Zusammenhang schließen.

Wir haben uns in diesem Kapitel auf die wichtigsten Wirkmechanismen der Schisandra-Beere und ihrer Lignane konzentriert. In den folgenden Kapiteln über weitere Anwendungen von Schisandra werden uns neben überlieferten Aussagen noch eine Menge weiterer Forschungsergebnisse begegnen.

Wenden wir uns zunächst einem Bereich zu, der für die meisten Menschen von Lust und Vergnügen gekennzeichnet ist – der Reputation der Beere als Aphrodisiakum.

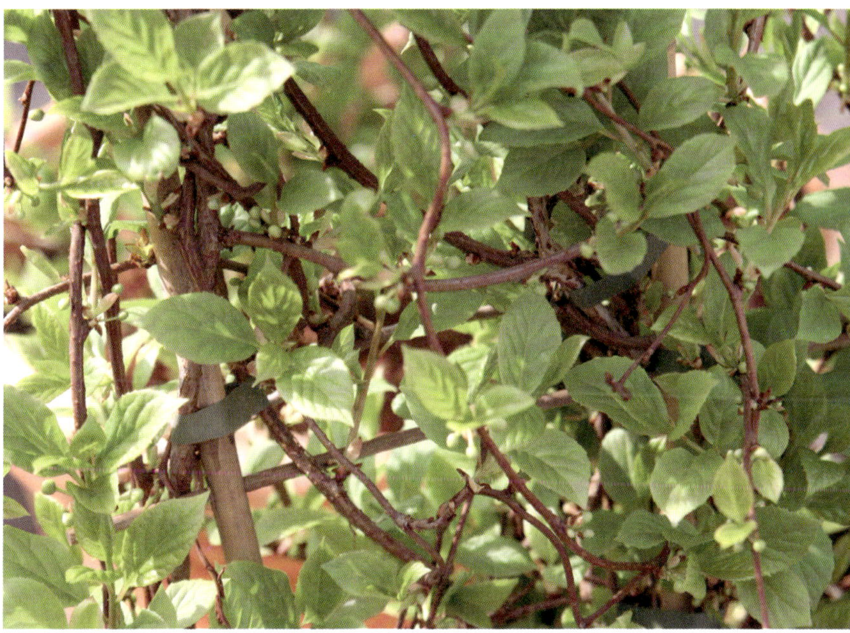

Schisandra-Blüten im Ballonstadium

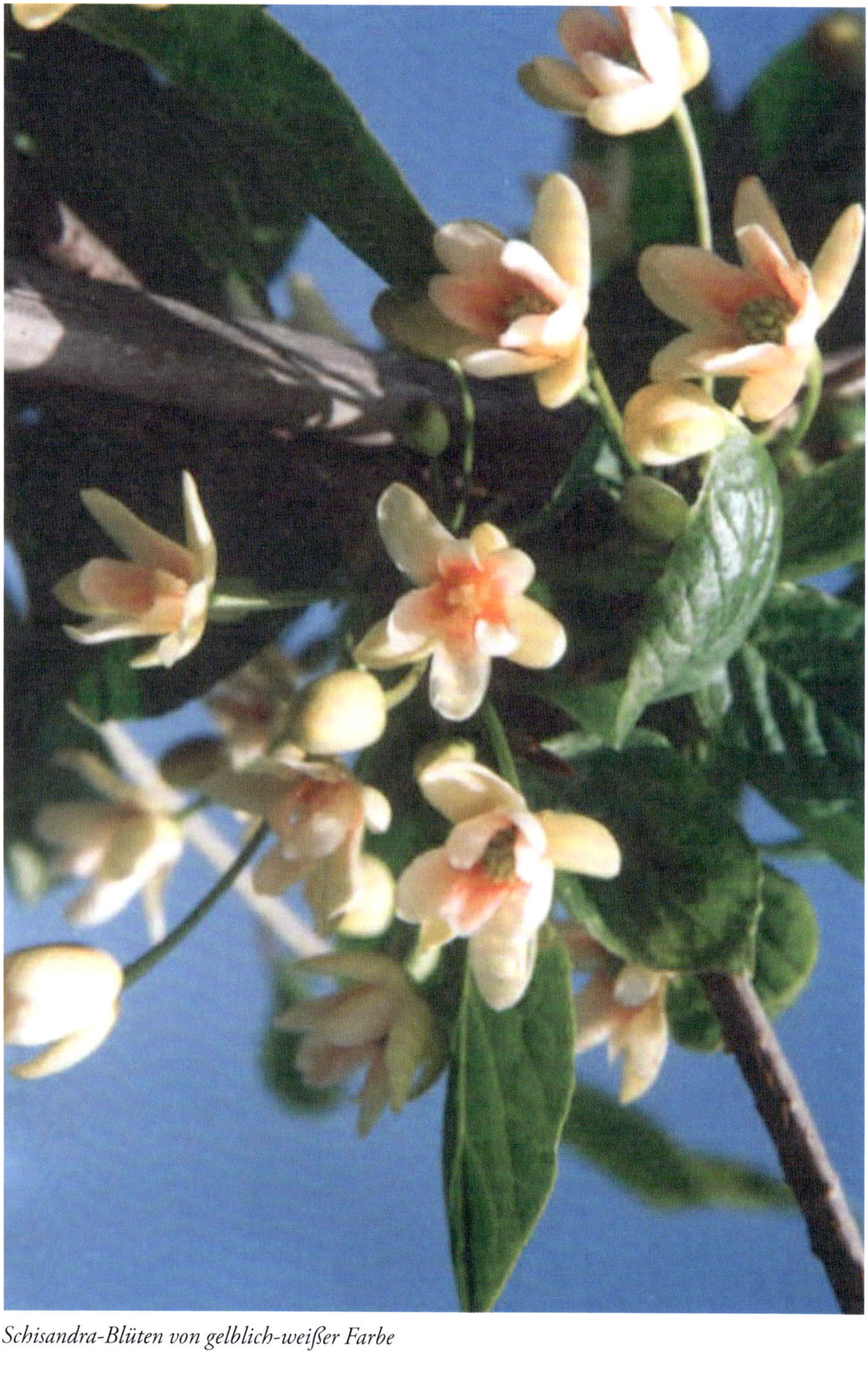

Schisandra-Blüten von gelblich-weißer Farbe

Lust und Kraft für die Liebe

Seit Jahrtausenden wird Schisandra unter anderem mit dem Ziel verzehrt, die Lust auf die Liebe sowie die Manneskraft zu steigern. Tatsächlich findet sich die Beere in den allermeisten chinesischen Kräuterformeln zur Potenzsteigerung wieder. Sie gilt als eines der bekanntesten Sexualtonika, das sowohl die männliche Potenz als auch die weibliche Libido stärkt.

In der Überlieferung wird oft die Beliebtheit der Beere bei den chinesischen Kaisern hervorgehoben. Da diese in der Regel mehrere Gemahlinnen und dazu eine beachtliche Anzahl von Konkubinen hatten, waren sexuelle Stärke und Ausdauer hier ein besonders begehrtes Gut.

Schauen wir uns einmal an, was hinter der Reputation von Schisandra als Liebesbeere steckt. Zweifellos wirkt sich ihre allgemein anregende und stärkende Wirkung auch auf die Lust und die Liebe aus. Müdigkeit und unverarbeiteter Stress sind nicht unbedingt förderlich für eine erotische Stimmung oder das männliche Durchhaltevermögen. Die chinesischen Schriften halten jedoch noch weitere, ganz spezifische Erklärungen bereit: Schisandra verjüngt und tonisiert die Nierenenergie, und diese ist, laut der Traditionellen Chinesischen Medizin, ganz ausschlaggebend für die sexuelle Kraft. Die Beere steigert zudem das Wasser-Qi in den Nieren und damit auch das „Wasser der Genitalien", mit anderen Worten die sexuellen Flüssigkeiten. Für Männer bedeutet dies eine vermehrte Samenproduktion. Bei Frauen wird die Menge an „weiblichem Elixier" gesteigert – eine poetische Bezeichnung für die vaginale Sekretion während dem Sexualverkehr.

Und was sagt die Wissenschaft? Offenbar steigert das rote Früchtchen die Blutzufuhr zu den Genitalien. So berichten Frauen von größerer genitaler Wärme und Empfindung. Eine Hauptursache für einen ausbleibenden Orgasmus bei Frauen oder eine unvollständige Erektion bei Männern ist die mangelnde Durchblutung im Genitalbereich. Wie bereits beschrieben, hebt Schisandra die Ebenen an durchblutungsförderndem Stickoxid (NO) an. In einer Kaskade von Geschehnissen, die mit erotischen Gedanken und/oder körperlichen Empfindungen ihren Anfang nimmt, wird NO von den

Nervenenden in Penis und Vaginalbereich ausgeschüttet. Es agiert nun als Entspannungsmittel, da es den Blutgefäßen erlaubt, sich auszuweiten und damit einen größeren Blutzufluss zum Gewebe und den Schwellkörpern ermöglicht. Dies erzeugt einen Druck auf die Blutgefäße, wodurch eine zusätzliche Ausschüttung an NO aktiviert wird. Die Blutgefäße dehnen sich noch weiter aus, und in dieser Weise setzt sich das fort. Das ganze Geschehen geht mit einer zunehmenden Lust einher, und beim Mann nehmen Länge und Festigkeit seines besten Stücks zu.

Auch die Pharmaindustrie hat erkannt, wie wesentlich Stickoxid am Aufstieg und Fall des männlichen Gliedes beteiligt ist. Das Gas hat die Eigenschaft, sich sehr schnell abzubauen. Potenzmittel wie Viagra hemmen den Abbau, so dass das vorhandene NO länger zur Verfügung steht. Schisandra geht offenbar einen anderen Weg und sorgt stattdessen für eine ständige Nachlieferung an Stickoxid.

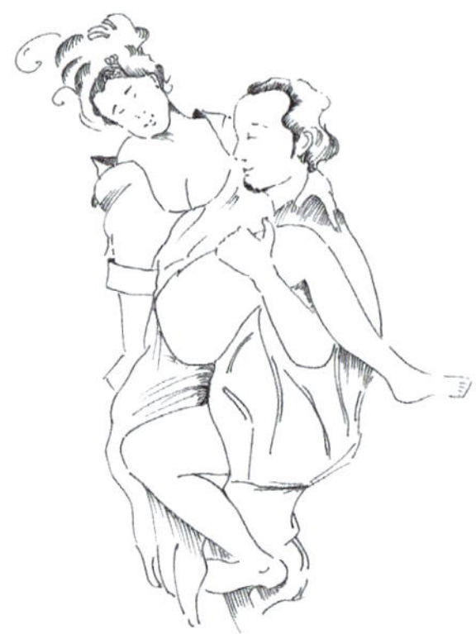

Häufig wird die Aminosäure Arginin zur Potenzsteigerung empfohlen. Arginin ist jener Stoff, aus dem der Organismus NO herstellt. Obwohl reichlich in der Nahrung vorhanden, mag es bei Potenzstörungen sinnvoll sein, neben Schisandra auch Arginin (gibt's im Internet) einzunehmen. Ein anderes Rezept hält der chinesische Kräuterkundige Hsu Ching-tso bereit: Er rät Männern, bei sexueller Unlust und Erschöpfung Schisandra zu gleichen Teilen mit Yohimbe und Gingko biloba ca. 30 Minuten vor dem Verkehr einzunehmen. Die Kombination mit weiteren sexualstärkenden Nierentonika wie Goji-Beere *(Lycium barbarum)*, Cistanche oder Epimedium ist ebenfalls eine häufige Empfehlung in traditionellen chinesischen Gesundheitsschriften.

Als wahres Adaptogen steigert die Schisandra-Beere jedoch nicht nur die sexuellen Kräfte und Säfte, sie kann sie gegebenenfalls auch zurückhalten. Hier kommen wir zu einer weiteren wichtigen Eigenschaft von Schisandra, die sich in ihrer „zusammenziehenden" Eigenschaft ausdrückt. Tatsächlich ist die Beere eines der wichtigsten adstringierenden Heilmittel der chinesischen Kräuterkunde. Indem sie die Nieren-Essenz zusammenzieht, werden Flüssigkeiten bis zur angemessenen Zeit ihrer Ausschüttung bewahrt. So wird die Beere auch in Formeln benutzt, um vorzeitigem Samenerguss oder nächtlichem Samenabgang (Spermatorrhöe) entgegenzuwirken. Auch bei vaginalem Ausfluss wird Schisandra deshalb eingesetzt.

Selbstverständlich sind nicht immer nur physische Ursachen dafür verantwortlich, wenn die Lust ausbleibt oder die Erektionsfähigkeit nachlässt. Wie wir gesehen haben, kann die Beere durch ihre belebende und harmonisierende Wirkung auch bei der Bewältigung von emotionalen oder psychischen Ursachen einen Beitrag leisten.

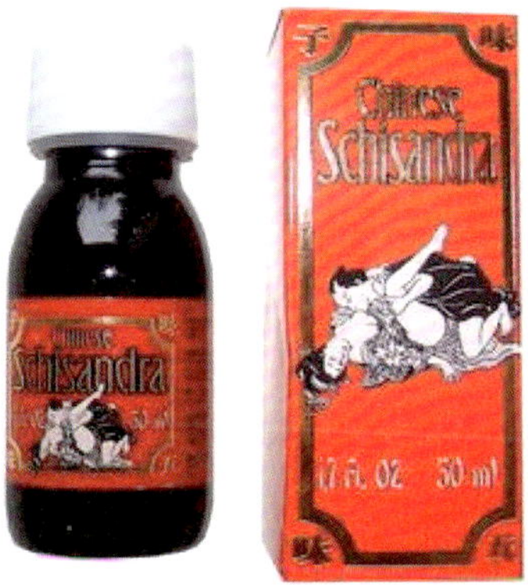

Langes Leben für die Leber

Kein anderes Organ hat solch vielfältige lebenswichtige Aufgaben zu erfüllen wie die Leber. Zum einen ist sie die größte und wichtigste Chemiefabrik in unserem Körper, in der ständig aus den angelieferten Nährstoffen spezifische Nahrung für die Zellen sowie auch Galle hergestellt wird. Ebenso wichtig ist ihre Aufgabe als „Entgiftungsstation". Sie nimmt sich der körpereigenen Schlacken und Stoffwechseltoxine ebenso an wie der vielen von außen zugeführten Giftstoffe. Herbizide, Insektizide und Fungizide, die an unserer Nahrung haften, chemische Nahrungsmittelzusätze, künstliche Farbstoffe, Giftstoffe in Medikamenten und Genussgifte werden von der Leber ebenso entsorgt wie die vielen Umweltchemikalien, die ihren Weg in unseren Körper finden. Nicht zuletzt werden Krankheitserreger in der Leber abgefangen und von hier angesiedelten Immunzellen verdaut.

Durch den ständigen Kontakt mit Giften und Krankheitserregern ist die Leber besonders großen Belastungen ausgesetzt. So ist jedes Mittel, das die Leber unterstützt und schützt, äußerst willkommen. Schisandra hat hier offenbar eine Menge zu bieten. In der Traditionellen Chinesischen Medizin gilt die Beere neben Reishi als eines der wichtigsten Mittel zur Reinigung der Leber. Die regelmäßige Einnahme hilft dem Körper, sich von Giften zu befreien, bevor sie ernsthafte Schäden anrichten können. Hierzu wird häufig ein alkoholischer Extrakt der Beere verwendet. Als „erhabenes Kraut" weist Schisandra im Gegensatz zu den „niederen Kräutern" zur Leberreinigung keinerlei Nebeneffekte auf.

Auch die moderne Forschung konnte an den leberfreundlichen Wirkungen der Beere nicht vorbeigehen. In der Tat ist der Leberschutz durch Schisandra-Lignane eines der meist erforschten Gebiete. Als Folge wird die Beere sehr häufig bei fortschreitender Leberdegeneration aufgrund von Hepatitis oder einer Überlastung mit Giftstoffen eingesetzt.

Wir wollen im Folgenden aus der großen Fülle der Studien einige herausgreifen. Die leberschützende Wirkung von Schisandra wurde schon früh entdeckt. Es scheint, dass ein großer Prozentsatz der Lignane auf die eine oder andere

Weise an dieser Aufgabe beteiligt ist. Die Schutzfunktion ist zu einem großen Teil auf die bereits beschriebene gesteigerte Glutathionproduktion zurückzuführen.[83, 111, 112, 124, 127, 195]

In Tierversuchen stiegen die Glutathionwerte in der Leber bereits nach zwei Tagen der Einnahme von Schisandra-Lignanen signifikant an, und toxische Chemikalien konnten sehr viel weniger Schäden anrichten. Selbst bei hochgiftigen und krebserregenden Stoffen wie Aflatoxin, ein von Schimmelpilzen erzeugtes Gift, und etlichen anderen zeigte sich eine deutliche Wirkung.[83, *] Die verabreichten Schisandra-Lignane waren in der Lage, die Schäden signifikant zu verringern, eine Fettleber und durch Toxine hervorgerufene Entzündungen zu verhindern. Interessanterweise war in einigen vergleichenden Versuchen die ganze Beere ebenso effektiv wie verschiedene Lignane.[109]

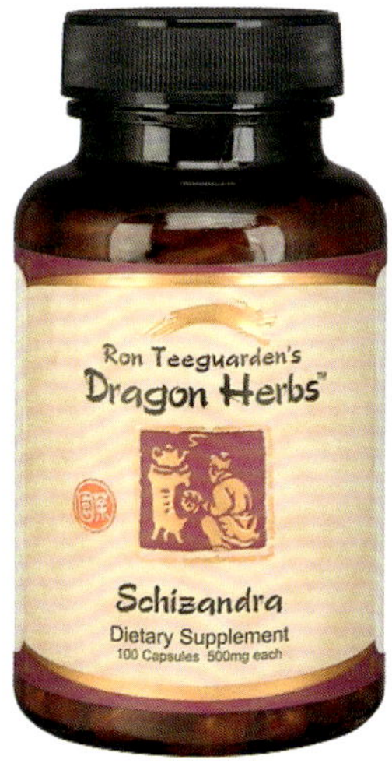

Auch die Wirkung von Vitamin E, einem wirksamen Antioxidans, wurde mit Schisandra-Lignanen verglichen. Das Vitamin führte jedoch zu keinem erkennbaren Anstieg an Glutathionwerten oder Schutz vor Chemikalien. Die Wissenschaftler schlossen daraus, dass die leberschützenden Eigenschaften von Schisandra nicht auf ihren Vitamin-E-Gehalt zurückzuführen sind.[127, 128]

Bei bereits erlittenen Leberschäden sind Lignane ebenfalls sehr hilfreich. Wie verschiedene Studien mit Mäusen und Ratten zeigen, regen sie die Regeneration des Lebergewebes an.[130] Der Blutfluss in der Leber wird gesteigert und die Leberfunktion verbessert. Die normale Gallenproduktion und Gallefluss werden gefördert.

Besonders willkommen dürfte für manche der Schutz der Leber vor Alkoholschäden sein. Alkohol führt unter anderem zu der sogenannten Lipidperoxidation, bei der Fette in den Zellmembranen ranzig werden mit der Folge von gravierenden Zellschäden. Das Ausmaß oxidativ geschädigter Fettsäuren wird anhand von Malondialdehyd (MDA) bestimmt, einem Abbauprodukt ranziger

* weitere entspr. Studien: 98, 99, 110, 113, 114, 118, 171, 174

Fette. In Tests mit Mäusen wurde zunächst eine Steigerung von MDA-Werten nach der Verabreichung von Alkohol festgestellt. Wurden jedoch Schisandra-Lignane oder ganze Beeren vor dem Alkoholkonsum verabreicht, blieben die MDA-Werte auf einer sehr viel niedrigeren Ebene. [101, 144]

Zahlreiche Schisandra-Studien wurden auch mit Hepatitis-Patienten durchgeführt. 1986 berichteten Wissenschaftler von den Erfolgen bei über 5000 Fällen verschiedener Arten der Leberentzündung. Hier wurde die Wirkung der Lignane an der Abnahme von sogenanntem SGPT gemessen. Wir möchten diesen Begriff kurz erklären, da er in Studien zum Leberschutz immer wieder auftaucht. SGPT oder **Serum**-Glutamat-Piruvat-**Transaminase** ist ein Enzym, das sich vor allem in der Leber und im Herzen befindet. Bei Schäden, beispielsweise als Folge einer Hepatitis oder eines Herzinfarkts, wird das Enzym in den Blutstrom entlassen. Der Arzt kann nun an den SGPT-Werten im Blut eventuelle Schäden ablesen.

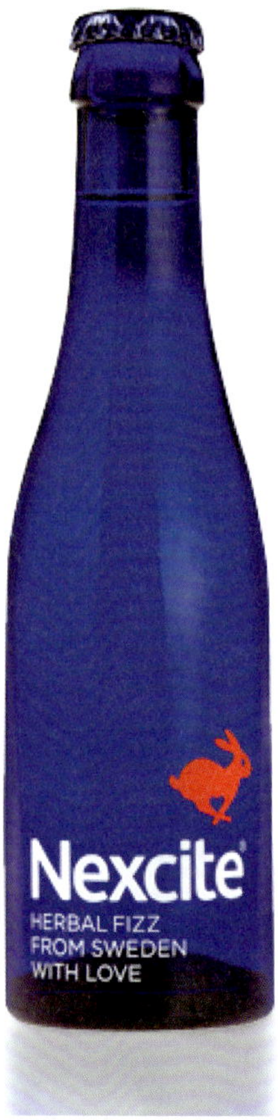

Bei den erwähnten 5000 Fällen kehrten nach durchschnittlich 20 Tagen der Einnahme von Schisandra-Präparaten bei 75 % der Patienten die SGPT-Werte auf eine normale Ebene zurück. 86 der untersuchten Fälle waren auf toxische Nebenwirkungen von Medikamenten zurückzuführen. Hier normalisierten sich die erhöhten SGPT-Werte bei 83 der Patienten. [11]

In einem weiteren Versuch wurde die Wirkung der Lignane mit der von Vitaminen und Leberextrakten verglichen. Die verabreichten Lignan-Tabletten entsprachen etwa 1,5 g der ganzen Beeren. Hier erfuhren 68 % der Patienten nach durchschnittlich vier Wochen eine Normalisierung der SGPT-Werte. Im Gegensatz dazu dauerte es bei der mit Vitaminen und Leberexakten versorgten Kontrollgruppe durchschnittlich acht Wochen, bis sich bei 44 % normale Werte zeigten. Zwei bis drei Monate nach Absetzen der Lignane stiegen insbesondere bei Versuchspersonen mit chronischer Hepatitis, älteren Patienten und jenen, die sehr lange mit Lebermedikamenten behandelt worden waren, die

Werte jedoch wieder an. Eine neuerliche Einnahme von Schisandra-Lignanen konnte diesen Anstieg in der Regel wieder ausgleichen.[11,141] Als erfreuliche Nebenwirkung der Behandlung besserten sich auch Symptome wie Schlaflosigkeit, Müdigkeit, Unterleibsspannungen und lose Stühle.

Diese Berichte und etliche weitere führten in China zur Entwicklung eines Lebermittels, das zur Behandlung von chronischer viraler und durch Medikamente und Drogen verursachter Hepatitis weite Verbreitung fand.[142]

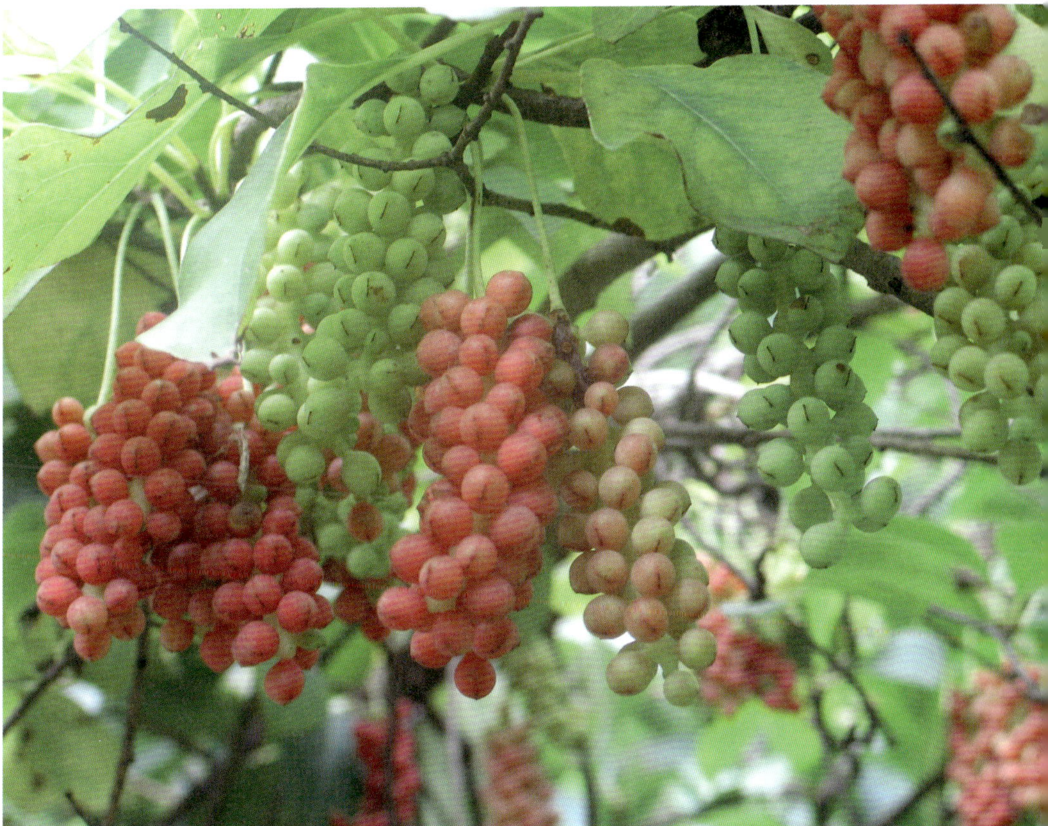

Halbreife Schisandra in China

Eine herz-erfrischende Beere

In der Überlieferung wird Schisandra auch für ihre nährende und erneuernde Wirkung auf das Herz gepriesen. Moderne wissenschaftliche Studien stützen diese Aussage. Schisandra-Lignane sind offenbar in der Lage, den Blutdruck zu normalisieren, die Herzfunktion zu verbessern, Cholesterin und Triglyzeride zu senken und Herz und Blutgefäße zu schützen.

Wir haben schon von der gefäßerweiternden Wirkung der Lignane gehört. Sie steigern die Produktion von Stickoxid oder NO, einem kurzlebigen Gas, das sich in fast allen Zellen unseres Körpers findet. Wird die NO-Produktion in der inneren Auskleidung der Arterien angeregt, diffundiert es rasch durch die Zellwand in die Muskelzellen, die sich unter seinem Einfluss entspannen. Die Blutgefäße dehnen sich aus, der Gefäßdruck nimmt ab und der Blutdruck kann gesenkt werden.[189] Der Blutfluss zu allen Organen und zum Herzen wird gesteigert. Als vielseitiges Adaptogen ist Schisandra jedoch nicht nur bei Bluthochdruck eine Hilfe. Ist die Kreislauffunktion erschöpft, kann die Beere einen zu niedrigen Blutdruck ebenso gut anheben. Ein weiteres Kunststück aus ihrer Trickkiste ist ihre Fähigkeit, die Herzschlagfrequenz zu verringern und gleichzeitig die Menge an gepumptem Blut zu steigern.

Mangelnde Sauerstoffzufuhr und eine zunehmende Verengung der Blutgefäße können bekanntlich koronare Herzerkrankungen fördern und zum Schlaganfall oder Herzinfarkt führen. Dabei spielen natürlich auch die Ablagerungen an den Gefäßwänden eine ausschlaggebende Rolle. Auch hier kann die Beere offenbar einen wichtigen Beitrag leisten. Erinnern wir uns an die Versuche des chinesischen Forschers Prof. Ping Leun, der der Schisandra-Beere eine gefäßreinigende Wirkung zuschreibt. Unter dem Titel „China-Beere putzt verkalkte Adern frei“ berichtete unter anderem die Zeitschrift „Gong“[25] von den Erfolgen des Professors. Danach wirkt die Beere wie ein Frühjahrsputz für die Gefäße und kann innerhalb von zwei bis drei Monaten die Plaques im Gefäßsystem merklich reduzieren. Leun stellte bei Patienten, die regelmäßig die Frucht zu sich nahmen, unter anderem ein besseres Hörvermögen und eine verbesserte Sehkraft fest. Zur Freude der männlichen Versuchsteilnehmer profitierte zudem die Potenz spürbar von der Beere.

Etliche Studien weisen auch auf einen Schutz des Herzens vor sogenannten Reperfusionsschäden hin. Diese treten auf, wenn nach einer Minderdurchblutung oder Blockade des Blutflusses – beispielsweise durch einen Herzinfarkt – die Durchblutung (Reperfusion) wiederhergestellt wird. Während der Blockade lassen unter anderem antioxidative Schutzmechanismen nach. Der plötzliche Ansturm von sauerstoffreichem Blut kann nun zu starken oxidativen Schäden führen. In etlichen Tierversuchen wurde ein Schutz vor solchen Schäden beobachtet. Nach Meinung der Forscher war dieser den antioxidativen Eigenschaften der Beere zu verdanken. [80, 129, 197]

Wir möchten auch eine in China weitverbreitete Kräuterformel mit der klangvollen Bezeichnung „Erzeuge den Puls“ (Generate the pulse) nicht unerwähnt lassen. Die Beere verbindet sich hier mit Ginseng und Ophiopogon-Wurzel zu einem vielverwendeten Herztonikum, das unter anderem in japanischen und chinesischen Krankenhäusern zum Einsatz kommt. Tierversuche und Erfahrungen mit Patienten zeigen bei Anwendung der Rezeptur eine Erweiterung der Blutgefäße und eine Steigerung des Blutflusses in den Herzkranzgefäßen, einen Schutz vor Schlaganfällen und Hilfe bei Myorkarditis (Herzmuskelentzündung). [135]

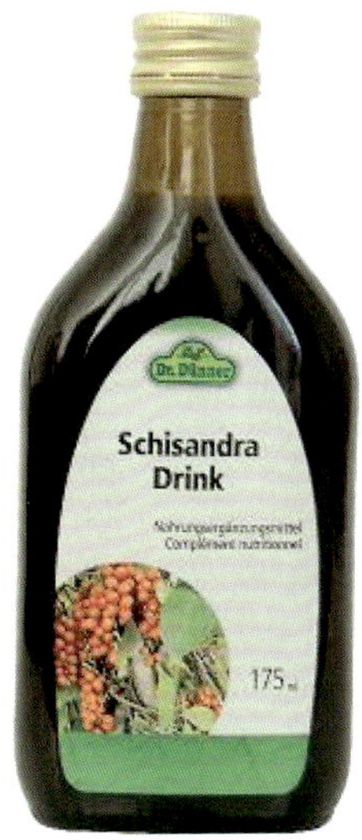

Nicht zuletzt trägt die Stress mindernde Eigenschaft der Schisandra-Beere zur Herzgesundheit bei. Stress erzeugt über verschiedene Mechanismen eine Kaskade an freien Radikalen. Forscher schätzen, dass etwa 40 % aller Fälle von Arteriosklerose, bei denen es keine anderen bekannten Risikofaktoren gibt, auf oxidative Schäden durch Stress zurückzuführen sind. So schenkt uns die kleine rote Frucht auf vielfältige Weise Kraft und Schutz für das Herz.

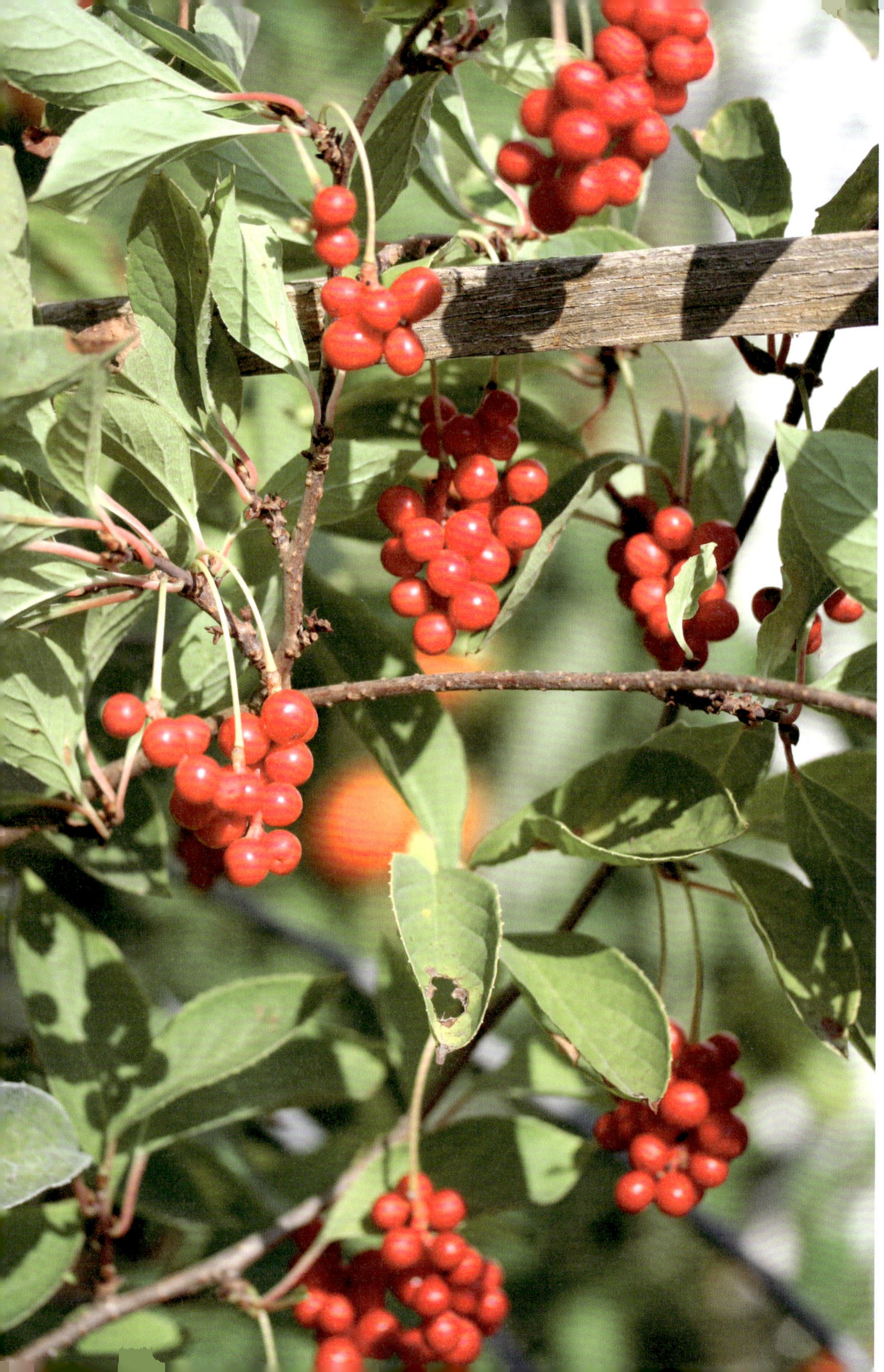

Hilfe fürs Gehirn und Nervensystem

Die multi-talentierte Schisandra-Beere gilt in China auch als eines der vorrangigen Tonika für das geistig-seelische Wohlbefinden und findet sich in den meisten entsprechenden Kräuterformeln wieder. In alter wie neuer Zeit wird sie bei nervöser Erschöpfung, Verspannungen, Ärger und Reizbarkeit, emotionalen Problemen und Depressionen, aber auch bei Neurosen und sogar Schizophrenie verschrieben. [167] Eine häufige traditionelle Anwendung der vielseitigen Beere, allein oder in Kombination mit anderen Kräutern, ist auch Vergesslichkeit und Gedächtnisschwund – eine Wirkung die von verschiedenen modernen Studien untermauert wird. [121, 104, 168]

Schisandra und ihre Lignane beschleunigen die geistigen Reflexe, schenken dem Gehirn neue, aktive Kraft und steigern die Wachsamkeit. Die Beere fördert das klare, schnelle und präzise Denken und verbessert die Koordination und Konzentration. Sie wirkt ausgleichend und regenerierend auf das Zentralnervensystem, erhellt die Stimmung und ist sanft anregend, ohne aufzuputschen. [8,*] In Letzterem unterscheidet sie sich von Wirkstoffen wie Koffein oder Amphetaminen.

Eine interessante Schisandra-Studie wurde in China mit Patienten durchgeführt, die an sogenannter Neurasthenie (Nervenschwäche) litten. Symptome wie Schlafstörungen und Kopfschmerzen besserten sich nach 25 bis 27 Tagen der Einnahme von Schisandra deutlich. Der Appetit kehrte zurück, und das allgemeine Wohlbefinden wurde gesteigert. Bei fortgesetztem Verzehr nahmen auch Müdigkeit und Erschöpfung zunehmend ab, und die geistige und körperliche Leistung steigerte sich. Eine weitere Studie zeigte ähnliche Ergebnisse. Hier bekamen 73 Neurasthenie-Patienten einen alkoholischen Extrakt der Beere verabreicht. Kopfschmerzen, Schlaflosigkeit, Schwindel und Herzklopfen verschwanden bei 43 der Versuchsteilnehmer völlig und besserten sich bei weiteren 13 Patienten. [11]

* weitere entspr. Studien: 14, 84, 181, 201

Jungpflanzen mit Früchten im zweiten Jahr

Neben der anregenden und ausgleichenden Wirkung auf das Zentralnervensystem spielen zwei weitere Faktoren eine ausschlaggebende Rolle bei der Erhaltung unserer geistigen Gesundheit und Hirnleistung: die ausreichende Durchblutung unseres Gehirns und der Schutz vor Schäden durch freie Radikale. Wird unser Gehirn bei Mangeldurchblutung nicht mehr ausreichend mit Sauerstoff und Nährstoffen versorgt, lassen Konzentration und Gedächtnis nach. Schwindel, Verwirrtheit und mangelnde Orientierung können auftreten, ebenso wie eine Verschlechterung des Hörens und Sehens. Wir haben die durchblutungsfördernde Wirkung von Schisandra bereits beschrieben. Sie ist zweifellos ein wichtiger Faktor ihrer positiven Wirkung auf die Hirnfunktion.

Ebenso ausschlaggebend ist ihr antioxidativer Schutz, der auch das Gehirn mit einschließt. Unsere oberste Schaltzentrale ist den Attacken freier Radikaler besonders stark ausgesetzt. Durch seinen hohen Sauerstoffverbrauch erzeugt das Gehirn pro Gramm Gewebe mehr oxidative Nebenprodukte als irgendein anderes Organ. Das wichtigste Antioxidans im Gehirn ist Glutathion. Schisandra-Lignane waren in Tierversuchen in der Lage, die Werte an Glutathion im Gehirn anzuheben, die Bildung von freien Radikalen zu hemmen und den antioxidativen Schutz des Gehirns zu steigern.[105,115,123,125]

Die radikalen Elektronenräuber sind ein Hauptfaktor bei der Entstehung neurologischer und neurodegenerativer Erkrankungen und der Schutz vor ihren Angriffen ist eine wichtige Maßnahme zur Vorsorge und Verlangsamung des Fortschreitens dieser Erkrankungen. In Japan gibt es bereits ein Patent auf die Anwendung von Schisandra-Wirkstoffen gegen die Alzheimer-Krankheit. In der Beere enthaltene Schisandrine waren bei Versuchen in der Lage, Betaamyloid- Ablagerungen zu reduzieren.[147] Diese unerwünschten Proteine sammeln sich im Gehirn von Alzheimer-Patienten an und führen so zu den typischen Symptomen der Krankheit.

Als erfreulicher Nebeneffekt bietet Schisandra einen Schutz der Leber vor Schäden durch bestimmte Alzheimer-Medikamente.[171]

Verschiedene Faktoren machen die Beere auch für Parkinson-Patienten interessant. Diese Erkrankung wird durch das Absterben von Zellen in der Substantia nigra ausgelöst, einem Kernkomplex im Mittelhirn, die den Botenstoff Dopamin herstellt. Der Mangel an Dopamin führt über weitere Schritte zu

Symptomen wie Tremor (Zittern), Muskelsteifheit und Verlangsamung der Bewegungen. Hier kommt wiederum Glutathion mit ins Spiel. Neben seiner antioxidativen Wirkung hat Glutathion die Fähigkeit, die Dopamin-Rezeptoren zu stimulieren, so dass auch bei verminderter Produktion das vorhandene Dopamin besser genutzt werden kann. Bei spezifischen Glutathiontherapien konnte ein bemerkenswerter Rückgang der Symptome beobachtet werden.

Die kraftvolle Unterstützung der Leberfunktion durch Schisandra ist ein weiterer hilfreicher Faktor. Wissenschaftler haben seit langem erkannt, dass die meisten Parkinson-Patienten bestimmte Chemikalien nur schwer entgiften können, was zu den typischen Symptomen beiträgt.

Es gibt unseres Wissens noch keine Versuche mit Schisandra bei Parkinson-Patienten, doch bieten die bekannten Wirkungen der Beere auch bei dieser Erkrankung, sowie etlichen weiteren, vielversprechende Ansätze.

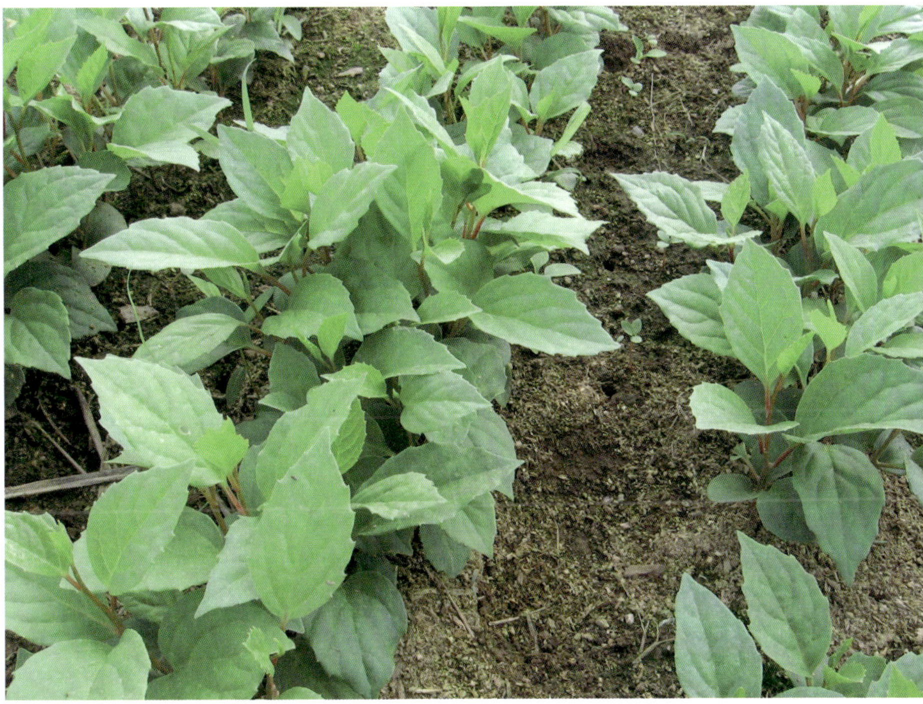

Anzucht von Jungpflanzen in China

Weitere Anwendungsbereiche und Indikationen von A-Z

Über die beschriebenen Anwendungsmöglichkeiten hinaus besitzt Schisandra noch eine Bandbreite an weiteren Wirkungen. Im Folgenden möchten wir einen Überblick über die gebräuchlichsten überlieferten und modernen Anwendungen der vielseitigen Beere geben.

AIDS

„Wenn es eine Überlebenshilfe gibt, die jeder HIV-positive Mensch in Betracht ziehen sollte, so sind es Nahrungsergänzungsmittel, welche die Glutathionproduktion steigern."[40] – Michael Mooney, Autor von „Built to Survive"

Der Glutathionspiegel in den Zellen scheint in der Tat besonders ausschlaggebend für eine Reduzierung und Verlangsamung von AIDS-Symptomen zu sein. Ein Mangel an diesem wichtigen internen Radikalenfänger wird mit Schäden an zahlreichen Komponenten des Immunsystems in Zusammenhang gebracht. Unter anderem brauchen die durch das HIV-Virus angegriffenen T-Helferzellen angemessene Ebenen an Glutathion, um normal funktionieren zu können. Besonders hilfreich dürfte auch die Fähigkeit von Glutathion sein, die Vermehrung von Viren jeder Art stark zu behindern.[103, 120, 170]

Bei AIDS-Patienten werden jedoch regelmäßig sehr niedrige Glutathionwerte gemessen. Ein vom HIV-Virus produziertes Protein ebenso wie durch das Virus hervorgerufene oxidative Belastungen scheinen die Gutathionwerte zu reduzieren.[35,97] So ist für AIDS-Patienten jedes Mittel willkommen, das die Produktion von Glutathion anregt. Wir haben bereits gesehen, dass die Schisandra-Beere bzw. ihre Lignane dazu in der Lage sind. Es gibt damit bisher zwar nur wenige Laborversuche im Hinblick auf das HIV-Virus[184, 137], doch sind wir der Meinung, dass die vielschichtigen Wirkungen der Beere den Betroffenen in jedem Fall zugutekommen können.
Neben Schisandra ist naturbelassene Molke ein ausgezeichnetes Mittel, um die Glutathionwerte in den Zellen anzuheben.[75, 166] Auch Goji-Beeren möchten wir hierbei ergänzend empfehlen.

Atembeschwerden, Husten, Asthma

Der Traditionellen Chinesischen Medizin zufolge adstringiert Schisandra das Lungen-Qi, also die in den Lungen enthaltene Lebenskraft, so dass sie sich nicht zerstreut.

Deshalb gelten die Beeren in China auch als klassisches Lungentonikum und werden bei trockenem und chronischem Husten und Atemnot (Dyspnoe) eingesetzt. Sie fördern den Auswurf von Lungenschleim und finden selbst bei Lungentuberkulose und Asthma Anwendung. [14, 160] Letzteres mag zum Teil durch eine Steigerung an Glutathion zu erklären sein. Wie Forschungsergebnisse zeigen, haben Antioxidantien eine präventive Wirkung auf allergische Reaktionen in Folge von Luftverschmutzung. [92]

In Tierversuchen zeigte Schisandra zudem eine Wirkung auf die Lungen über die Anregung des Zentralnervensystems. Hierzu wurden Wasser- und Alkoholauszüge der Beere eingesetzt. Das gesamte Atmungssystem wird gekräftigt, während der Sauerstoffbedarf abnimmt. [79] Die genauen Zusammenhänge dieser Wirkungen sind noch nicht geklärt, doch sind sie so deutlich, dass die Beere im Fall einer Morphium-Überdosis zur Verhinderung von Atemlähmung eingesetzt wird.

Augen

In Russland ist Schisandra ein offiziell anerkanntes Mittel zur Behandlung von Sehproblemen. Verschiedene Studien zeigten eine Verbesserung der Sehschärfe und Anpassung an Dunkelheit nach zehn Tagen der Einnahme von Schisandra. Auch das Fortschreiten von Nachtblindheit wurde verlangsamt. Bei ausgedehnten visuellen Übungen ermüdeten die Augen weniger schnell. [74, 182]

Blutreinigung

Ein häufiger Anwendungsbereich der Schisandra-Beere gilt der Blutreinigung. Hierbei spielt die aufbauende und schützende Wirkung für die Leber zweifellos eine wichtige Rolle.

Diabetes

Neuere Studien haben sich dem Nutzen von Schisandra zur Behandlung von Diabetes mellitus gewidmet – eine übliche Anwendung in der chinesischen Heilkunde. Offenbar wirkt sich Schisandra unterstützend auf die Normalisierung des Blutzuckerspiegels aus. [165] Interessant ist auch, dass die Beere die

Wirkung von Diabetes-Medikamenten steigert. Dies sollte bei der regelmäßigen Kontrolle der Blutzuckerwerte beachtet werden.

Durchfall, Verdauungsstörungen, Reizdarm-Syndrom

Aufgrund ihrer adstringierenden Eigenschaften wird die Beere in der Traditionellen Chinesischen Medizin sehr häufig bei anhaltendem oder chronischem Durchfall eingesetzt.[14] Ihr zusammenziehender Einfluss, so heißt es, kann im Darm das „Durchfallen“ unterbinden. Aber auch zur Unterstützung der Verdauung findet Schisandra Einsatz.[177] Die Beere ist zudem wichtiger Bestandteil einer chinesischen Kräutermischung zur Behandlung des Reizdarm-Syndroms.

Entzündungen

Schisandra-Beeren haben sowohl in Laborversuchen als auch in klinischen Studien mit Tieren und Menschen eine entzündungshemmende Wirkung gezeigt.[119]

Gastritis

Die vielseitige Beere tut offenbar auch dem Magen gut. Patienten mit chronischer Gastritis bekamen einige Wochen lang Schisandra- Beeren verabreicht. Als Resultat wurde eine Normalisierung der Magensäureausschüttung beobachtet. Sowohl ein Überschuss als auch ein Mangel wurde ausgeglichen. In Fällen von unzureichender Magensäure brachte die Einnahme von Schisandra bereits nach zwei bis drei Wochen eine stabile Besserung.[131] In Tierversuchen konnte auch der Entwicklung von Magengeschwüren Einhalt geboten werden.[100,160]
Als ein wichtiger Auslöser für Gastritis und Magengeschwüre wird das Bakterium Helicobacter pylori angesehen. In einer Versuchsreihe mit 30 der üblichsten chinesischen Magenkräuter zeigten Ethanolauszüge der Schisandra-Beere eine antibakterielle Wirkung gegen das magenfeindliche Bakterium.[139]

Gehör

In China wird die Schisandra-Beere seit Tausenden von Jahren auch bei Hörschwäche eingesetzt. Russische Studien aus neuerer Zeit bestätigen diese Wirkung. Besonders interessant könnte auch der Einsatz bei Tinnitus sein. Erste Erfahrungen mit Tinnitus-Patienten zeigten in vielen Fällen eine deutliche Besserung bei den lästigen Ohrgeräuschen.[25]

Haut

Schisandra findet sich in den meisten klassischen chinesischen Kräutermischungen zur Verschönerung der Haut von innen wieder. Durch den adstringierenden Effekt kann die Haut die Feuchtigkeit besser bewahren. Falten werden gemindert, und die Haut wird feinporiger. Sie bekommt eine weiche und doch feste Struktur. Auch die blutreinigende Wirkung von Schisandra und die Tonisierung der Lungen spiegeln sich im Hautbild wider. Der Teint wird klar und rosig durchblutet.

Äußerlich angewandt, schützt das Öl der Kerne vor Hautschäden durch Sonne und Wind. Bei Hautausschlägen, Hautreizungen, Nesselsucht und Ekzemen wird in China ein medizinischer Schisandra-Wein verabreicht. [186] Die Beere tut auch den Haaren und Nägeln sehr gut.

Hitzewallungen Nachtschweiß

Ein weiterer traditioneller Anwendungsbereich der Schisandra-Frucht gilt Hitzewallungen, Schweißausbrüchen und nächtlichem Schwitzen. Nach regelmäßiger Einnahme von Schisandra verschwinden diese Symptome meist völlig.

Höhenkrankheit

Die adaptogene Wirkung von Schisandra hilft dem Körper, sich auch den veränderten Gegebenheiten in großen Höhen anzupassen. Die Beere ist Teil einer Kräuterrezeptur, die bereits 1247 n. Chr. in der chinesischen medizinischen Literatur erwähnt wurde und erwiesenermaßen Symptome der Höhenkrankheit verhindern kann. Das klassische Mittel enthält neben Schisandra auch Panax Ginseng und Ophiopogonus japonicus. Es wird bei Expeditionen im Gebirge vorbeugend verzehrt sowie auch für Notfälle mitgenommen. [89]

In Tierversuchen hat die Beere auch für sich genommen eine ausgleichende Wirkung bei Sauerstoffmangel (Hypoxie) gezeigt. Wer sich also in die „dünne Luft" großer Höhen wagt, mag mit einem Vorrat an Schisandra gut beraten sein. [191]

Immunsystem, Stärkung; Autoimmunerkrankungen

Als klassisches Adaptogen und Tonikum stimuliert und stärkt Schisandra auch die Abwehrkräfte. Es schützt vor Infektionen und Ansteckung bei Grippewellen. Hierfür greifen viele Mechanismen ineinander, wobei die durch

Schisandra erhöhten Werte an Glutathion und SOD zweifellos eine wichtige Rolle spielen.

Die antioxidative Wirkung dieser Radikalenfänger ist auch bei der Immunabwehr höchst willkommen. Im Zuge ihrer täglichen Arbeit produzieren die Zellen des Immunsystems auch große Mengen an freien Radikalen, die sie zur Vernichtung ihrer Gegner einsetzen. Dadurch ist ein höherer Bedarf an Antioxidantien gegeben als bei den meisten anderen Zellen. Glutathion und SOD spielen eine ausschlaggebende Rolle bei der Deckung dieses Bedarfs.

Das Glutathionmolekül wird zudem für viele Abläufe in der Immunreaktion gebraucht. Beispielsweise ist es für die Multiplikation von Lymphozyten und die Antikörperproduktion erforderlich. T-Killerzellen, welche Krebszellen und von Viren besetzte Zellen bekämpfen, sind ebenfalls auf Glutathion angewiesen.[149] Bei einem hohen Glutathionspiegel wird zudem die Fähigkeit von Viren, sich in Zellen einzunisten und zu vervielfältigen, stark behindert. So ist es nicht verwunderlich, dass sich in vielen Fällen ein Krankheitsverlauf umso günstiger entwickelt, je mehr Gluthation vorhanden ist.

Nicht zuletzt hat Schisandra auch eine potentielle antibakterielle Wirkung. In Laborversuchen waren Auszüge der Beere bei Bacillus subtilis, Bacillus dystenterae, Bacillus typhi und Staphylococcus aureus effektiv.[158]

Auch bei Autoimmunerkrankungen zeigt die Beere einen positiven ausgleichenden Einfluss, wie Studien und Beobachtungen von Experten gezeigt haben. Immunmodulierende Substanzen sind offenbar in der Lage, die verzweifelt benötigten Immunfaktoren zu unterstützen, ohne das Immunsystem überschießend reagieren zu lassen.[119, 148]

Krebs

Auf der körperlichen Ebene werden heute freie Radikale als die Hauptschuldigen bei der Entstehung von Krebs angesehen. So kann der bereits beschriebene antioxidative Schutz der Schisandra-Lignane maßgeblich zu einer Krebsvorsorge beitragen.

Eine ganze Reihe von wissenschaftlichen Untersuchungen weisen zudem auf eine direkte krebshemmende Wirkung der in Schisandra enthaltenen Lignane hin. Unter anderem wurden Krebszellen der Leber, der Brust, der Haut und der Lunge untersucht. In allen Fällen zeigten die untersuchten Lignane eine zytotoxische (zellschädigende) Wirkung auf die Krebszellen. Die genauen Mechanismen müssen noch diskutiert werden, doch weist einiges darauf hin, dass die Wirkstoffe der Schisandra-Beere die Fähigkeit der Krebszelle zur

Teilung vermindern und gleichzeitig die Selbst-Eliminierung von Krebszellen unterstützen.[73,*] Eine ähnliche Wirkung wurde zudem bei den in Schisandra enthaltenen Polysacchariden (eine besondere Zuckerart) festgestellt.[106]

Brustkrebs und **Prostatakrebs** können noch über einen weiteren Mechanismus beeinflusst werden. Lignane zeigen eine harmonisierende Wirkung auf den Hormonspiegel. Sie besitzen sanfte östrogenverwandte Eigenschaften, die ähnlich wirken wie vom menschlichen Körper gebildete Hormone. Diese Pflanzenöstrogene sind in der Lage, die Hormonwirkung zu modulieren. Wo Östrogene fehlen, gleichen sie den Unterschied aus. Wo Östrogene zu aktiv sind, besetzen Lignane die Rezeptoren und bremsen den Effekt. Auf diese Weise können Lignane auch in die Entwicklung von hormonabhängigen Tumoren wie Brust- und Prostatakrebs eingreifen. Es ist beispielsweise bekannt, dass Bevölkerungsgruppen mit einem hohen Anteil an Lignanen in der Ernährung ein signifikant geringeres Brustkrebsrisiko aufweisen. Bei Männern können Lignane auch unerwünschtem Haarausfall und einer Prostatavergrößerung entgegenwirken.
Lignane sind zudem Stoffwechsel-Vorläufer der sogenannten Enterolaktone, die sich in Studien zum Brustkrebs und zur Prostataerkrankung als potente Antikrebssubstanzen erwiesen haben.
Auch zur Steigerung der Effektivität einer Chemotherapie kann Schisandra möglicherweise Anwendung finden. So konnte bei einem Versuch mit resistenten Lungenkrebszellen die zytotoxische (Krebszellen schädigende) Wirkung der verwendeten Chemikalie *(Doxorubicin)* mit Hilfe von Schisandra-Lignanen wiederhergestellt werden.[180]

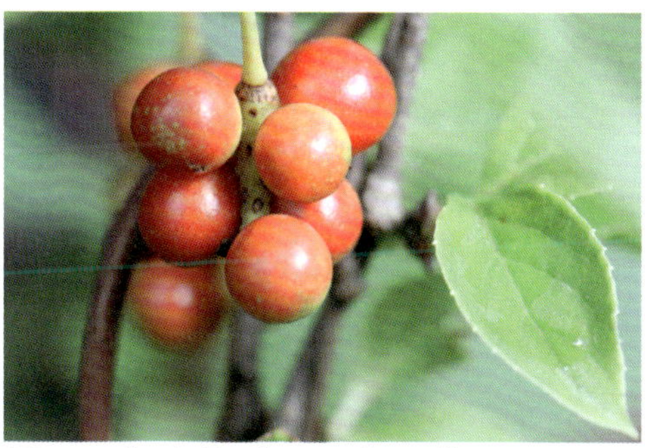

Heranreifende Früchte von Jungpflanzen im ersten Jahr

* Weitere entsprecende Studien: 78, 141, 145, 146, 161, 179, 195, 196

Menopause

Lignan-Östrogene können Symptome der Menopause mildern und der Osteoporose vorbeugen. Zur Wirkung von Lignanen siehe unter „Krebs“ (Brustkrebs).

Nieren- und Blasenschwäche

Eine der wichtigsten Anwendungen von Schisandra in der chinesischen Naturheilkunde ist die Stärkung der Nierenfunktion. Der Flüssigkeitshaushalt wird reguliert, Harninkontinenz und häufigem Wasserlassen wird vorgebeugt.

Reisekrankheiten

Die durch Schisandra verbesserte Anpassung an veränderte physiologische Bedingungen ist auch auf Reisen sehr willkommen. So wird die Beere häufig zur Linderung von Reisekrankheiten eingesetzt.

Rekonvaleszenz

Wer sich von einer Krankheit oder Operation schneller erholen möchte, ist mit einer Mischung aus Schisandra, Ginseng und Goji-Beeren bestens beraten. Der gesamte Organismus wird gestärkt und tonisiert, die Wundheilung kann schneller vonstattengehen.

Schlafstörungen

Trotz ihrer stimulierenden Wirkung wird Schisandra seit Jahrtausenden auch zur Beruhigung eingesetzt. Der Traditionellen Chinesischen Medizin zufolge kann die Beere „den Geist beruhigen und das Herz besänftigen“. In der Tat sorgt die harmonisierende und ausgleichende Wirkung der Schisandra-Beere für einen ruhigen, entspannten Schlaf. Auch wirre Träume und Alpträume werden mit der kleinen Frucht besänftigt, und das Durchschlafen wird gefördert. Bei entsprechenden Studien wirkten niedrige Dosierungen von Schisandra stimulierend, während höhere Dosen einen dämpfenden Einfluss zeigten.
In einem Tierversuch verlängerten Schisandra-Lignane die Wirkung von Beruhigungsmitteln.

Schlaganfall

Die bereits beschriebene Erweiterung der feinen Kapillaren und Verhinderung der Blutklumpung durch Schisandra kann dabei helfen, Schlaganfällen vorzubeugen (siehe hierzu auch unter: „Eine herz-erfrischende Beere“, (Seite 40). Dies wurde in diversen Tierversuchen bestätigt.

Chinesische Wissenschaftler fanden zudem heraus, dass die Lignane in Schisandra eine durch Alterung oder Schlaganfall bedingte oxidative Schädigung, Schwellung und Desintegration der Mitochondrien (Energiefabriken) in den Gehirnzellen verhindern können. [192]

Schwangerschaft und Geburt

Fruchtbarkeit und Empfängnis, Entwicklung und Wachstum des Fötus sowie die Aufrechterhaltung einer gesunden Schwangerschaft sind alle auf einen ausreichenden antioxidativen Schutz angewiesen, zu dem die Schisandra-Frucht in mehrfacher Weise beitragen kann.
Auch beim Geburtsvorgang kann die Beere zum hilfreichen Einsatz kommen. Eine frühe Studie aus dem Jahre 1954 zeigt, dass Schisandra rhythmische Kontraktionen im Uterus stimuliert. Es ist jedoch eine gewisse Vorsicht während der Schwangerschaft angeraten, um vorzeitigen Wehen vorzubeugen. [187]

Strahlenbelastung

In etlichen Schriften wird ein Schutz durch Schisandra vor Strahlenbelastung, beispielsweise bei der Chemotherapie, erwähnt. Dies ist wahrscheinlich auf die antioxidative Wirkung der Beere zurückzuführen.

Unfruchtbarkeit, männliche

Männliches Sperma ist sehr anfällig gegenüber Angriffen durch freie Radikale. Die Spermien sind von einer fetthaltigen Membran umgeben, die besonders leicht oxidiert – mit der Folge einer Abnahme der Beweglichkeit der Samen und einer Beeinträchtigung ihrer Funktion. [183] Diese Schäden können durch schützende Antioxidantien verhindert werden. So kann Schisandra auch hier einen Beitrag leisten.

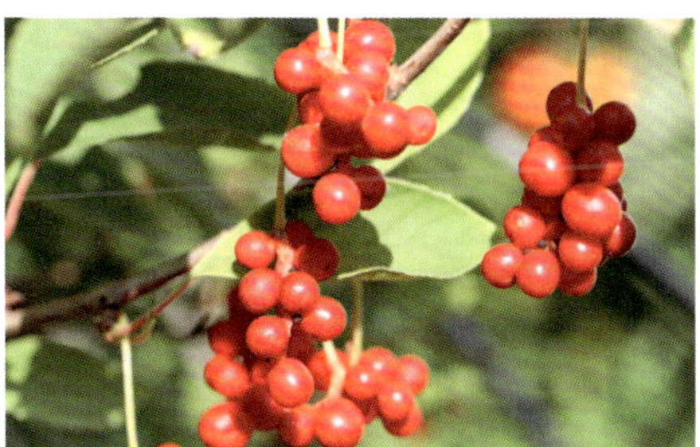

Früchte von Jungpflanzen im zweiten Jahr

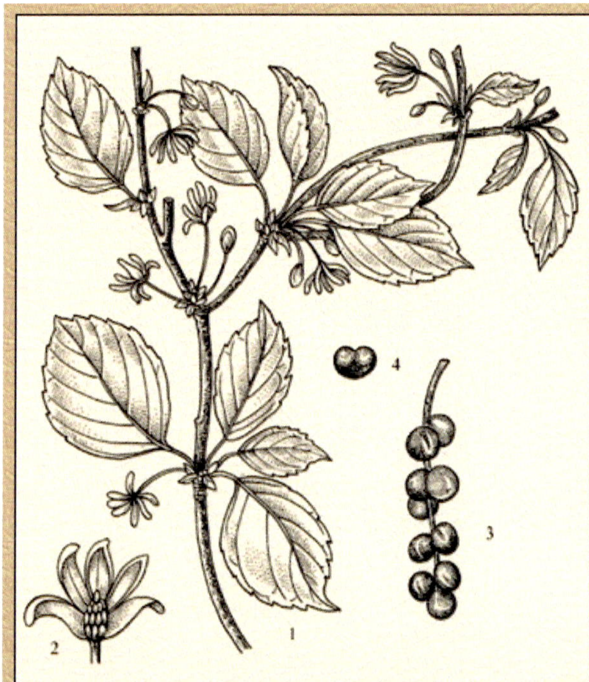

Лимонник китайский - *Schisandra chinensis* (Turcz.) Baill.:

1 - цветущая ветка, 2 - цветок, 3 - плод, 4 - семя

Die 66 Namen der Schisandra-Pflanze

Pflanzenfamilie:
Sternanisgewächse *(Schisandraceae)*

Gattung:
Spaltkörbchen (Schisandra, Beerentrauben)
Innerhalb der Gattung der Spaltkörbchen bzw. Beerentrauben werden weltweit 30 Arten unterschieden.

Art/botanische Spezies:
Chinesisches Spaltkörbchen, Schisandra chinensis oder auch: Schisandra chinensis Baill. (nach dem Botaniker Henri Ernest Baillon, 1827–1895).[2,3]

Botanischer (lateinischer) Name der Beere:
Fructus schisandrae chinensis oder auch Schisandrae fructus

Internationale Pflanzennormen-Nummer:
70678

Ursprung:
Nordostasien, insbesondere Korea, Nordostchina und Japan

Synonyme, die in einigen Fachbüchern auftauchen:
Schisandra chinensis BAILL., Schisandra chinensis TURCZ BAILL., Schisandra chinensis TURCZ., Schisandra sphenanthera Rehd. et Wils., Schisandra chinensis K.KOCH, Schisandra sphaerandra, Schisandra sinensis, Maximowiszia chinensis, Maximowitschi japonica, Polycarpa maximowiczi, Kadsura chinensis TURCZ., Kadsudra japonica

Gebräuchliche Namen im deutschsprachigen Raum:
Schisandra, Schisandra chinensis, WU WEI ZI, Wu-Wei-Zi, Beerentraube, Chinesisches Spaltkörbchen (manchmal fälschlicherweise als Spalt*kölbchen* bezeichnet), Fünf-Geschmacks-Frucht, Chinesischer Limonenbaum, Chinabeere, Liebesbeere, Vitalbeere®, Vitafit-Beere®

Gebräuchliche Namen der Schisandra-Beere bzw. der Schisandra-Pflanze in anderen Ländern:

China: 五味子, Wu Wei Zi = *Kraut der fünf Geschmacksrichtungen* oder *Fünf-Aroma-Samen,* Schisandra, Bei Wu Wie Zi, Bei-Schisandra, Northern Schisandra, Chi-Berry, Ngu Mei Gee, M Mei Gee

Korea: 오미자, Omija (Schisandra-Tee: Omija Cha), Omicha, Bac Ngu Vi Tu

Japan: チョウセンゴミシ, Gomishi, Chosen-Gomishi, Hoku-Gomishi, Kita-Gomishi, Matsbouza

Großbritannien, USA, Australien, Kanada: Wu-Wei-Zi, Schisandra, Schizandra, Shizandra, Shisandra, Schisandra-Berry, Magnolia-vine, Chi-Berry, Five-flavour-berry, Five-flavour-fruit, Five-flavoured-seed, Chinese mockbraberry, Lemonwood, Love-Berry

Frankreich: Schisandra de Chine

Niederlande: Chinese schisandra, Schisandra bes

Russland: Лимонник китайский, Schisandra chinensis,
Limonnik Kitajskij

Polen: WU-WEI-ZI, Cytryniec chinski

Tschechien: Klanopraska cinská

Dänemark: Schisandra

Schweden: Chisandra, Fjärilsranka

Norwegen: Chisandra, Sjisandra

Finnland: Palsamiköynnös

Herkunft und Verbreitung

Die ursprüngliche Heimat der Schisandra-Beere ist Nordostasien, wo seit Tausenden von Jahren die wildwachsenden Früchte geerntet werden. Die ersten Berichte über ihre Kultivierung stammen aus der späten Han-Dynastie (206 v. Chr. – 220 n. Chr.).[1] Seit der Mitte des letzten Jahrhunderts begann ihr Anbau in großem Stil. Heute finden sich ausgedehnte Plantagen in den nordöstlichen Provinzen Jilin, Liaoning und Heilongjiang. Von dort kommen die qualitativ besten und größten Früchte, auch Nord-Schisandra oder Bei Wu Wei Zi genannt. Auch in den Provinzen Hebei, Shandong, Shanxi, Sichuan, Yunnan und der Inneren Mongolei entstanden in den letzen 30 Jahren immer mehr Schisandra-Anbauflächen, um die wachsende Nachfrage zu befriedigen. Die Beeren dieser Provinzen sind in der Regel etwas kleiner, und ihr medizinischer Wert wird geringer eingeschätzt. Sie werden gewöhnlich als Süd-Schisandra oder Nan Wu Wei Zi bezeichnet und gehören einer etwas anderen Gattung mit Namen Schisandra sphenanthera Rehd. an. Darüber hinaus wird Schisandra auch in der Mongolei, in Korea, auf den russischen Kurilen- und Sachalin-Inseln sowie in Japan kultiviert und großflächig angebaut.

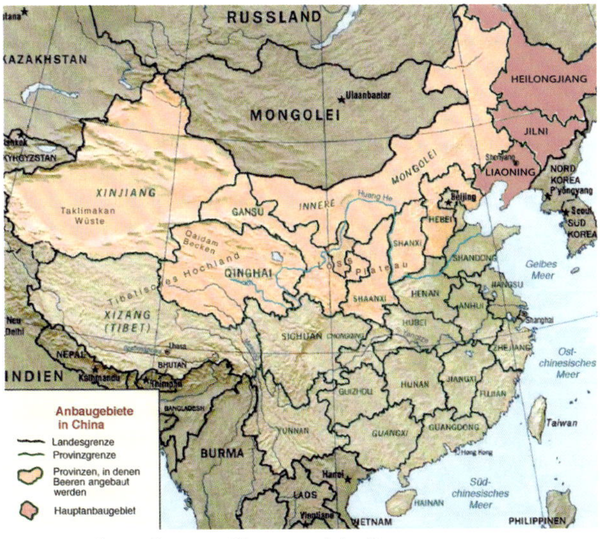

Hauptanbaugebiete in China sind die Provinzen Jilin, Liaoning und Heilongjiang

In Europa wurde die Pflanze erstmals von dem französischen Botaniker und Arzt Henri Ernest Baillon 2, 3 im Jahre 1866 unter dem Namen Schizandra chinensis beschrieben, weshalb in manchen botanischen Werken der Name *Schisandra chinensis Baill.* (Baillon) zu lesen ist.

Da sich die Pflanze an viele Gegebenheiten anpassen kann, eignet sie sich auch zum Anbau in Europa, Kanada und den USA. Mit der Verbreitung des Wissens über ihre vielfältigen Wirkungen mögen auch in diesen Breiten schon bald Schisandra-Plantagen aus dem Boden sprießen.

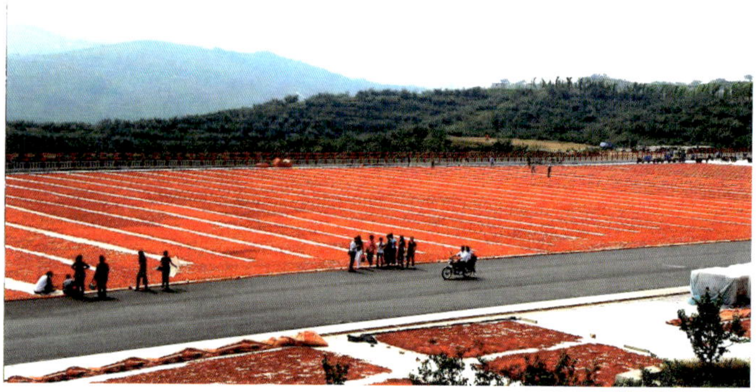

Anlage zur Sonnentrocknung von Schisandra-Beeren in Liaoning, Nordost-China

Die optimale Dosierung

Die Dosierung von getrockneten Schisandra-Beeren wird mit täglich 1,5 bis 9 Gramm angegeben. Manche Schriften erwähnen eine Tageshöchstdosis von 15 Gramm. Wir möchten folgende einfache **Regel** empfehlen:

Eine getrocknete Schisandra-Beere pro Kilogramm Körpergewicht pro Tag.

Ein Mensch mit einem Gewicht von 50 kg könnte also täglich bis zu 50 getrocknete Schisandra-Beeren zu sich nehmen. Bei einem 80 kg schweren Menschen dürfen es entsprechend ca. 80 Beeren pro Tag sein. Diese Menge kann um bis zu 30% unterschritten werden. Ein Mehr, so fanden die Chinesen schon frühzeitig heraus, nützt in diesem Falle wenig. Es mag sogar einige der positiven Wirkungen mindern und in manchen Fällen zu saurem Aufstoßen oder leichten Durchfallerscheinungen führen. Auf der anderen Seite zeigen sich schon bei der Hälfte der empfohlenen Durchschnittsdosis positive Wirkungen auf den Organismus – wie wir an uns selbst feststellen konnten, als wir das optimale Maß noch nicht kannten.

Das ständige Zählen der Beeren wäre natürlich recht mühsam. Zur Erleichterung gibt es folgende **grobe Regel:**

Zweimal täglich einen gestrichenen Teelöffel getrockneter Schisandra-Beeren.

Ein gestrichener Teelöffel entspricht etwa 3,5 g oder 40 getrockneten Beeren. Menschen mit einem geringeren Körpergewicht können sich mit eineinhalb Teelöffeln oder auch nur einem Teelöffel begnügen.

Wer es sehr genau nimmt, könnte wie folgt vorgehen: Einmal die für das eigene Körpergewicht entsprechende Anzahl der getrockneten Beeren auszählen, also etwa eine Beere pro kg Körpergewicht. Dann sucht man sich ein kleines Gefäß, in das diese Beeren genau hineinpassen, zum Beispiel eine Verschlusskappe, ein Medikamentenbecherchen, einen hohlen Baustein aus der Spielkiste, einen passenden Löffel oder Ähnliches. Dies wäre dann das tägliche Maß. Die Einnahme kann mit oder zwischen den Mahlzeiten erfolgen.

Die getrockneten Früchte sollten samt ihrem Samenkern gut zerkaut werden, da sich speziell im Kern ein wertvolles Öl befindet, dessen Substanzen einen Großteil der Wirkung ausmachen. Das gründliche Kauen stellt sicher, dass unser Körper diesen biologischen Reichtum optimal erschließen und nutzen kann.

In der chinesischen Heilkunde wird empfohlen, Schisandra-Beeren mindestens 100 Tage lang einzunehmen. Die positive Wirkung auf den allgemeinen Gesundheitszustand und die psychische Gesamtverfassung verbessert sich von Tag zu Tag und ist in aller Regel nach einigen Wochen deutlich spürbar. Die Kosten für eine Schisandra Tagesration liegen bei lediglich 15–25 Cent.

Schisandra ist auch für Tiere geeignet. Untersuchungen mit Schisandra chinensis bei Vierbeinern zeigen deutlich, dass diese Beere auch für unsere Freunde im Tierreich segensreich wirkt. Wir möchten hierzu auf die Studien im Kapitel: „Anregung, Stärkung und Ausgleich“, Seite 17 verweisen. Die empfohlene Dosierung entspricht der des Menschen: 1 Beere pro Kilogramm Körpergewicht pro Tag.

Dabei sollte jedoch berücksichtigt werden, dass viele Tiere (außer den Wiederkäuern) ihre Nahrung herunterschlingen und nicht völlig zerkauen. Deshalb ist anzuraten, Schisandra in gemahlener Form zu geben. Im Haushalt reicht hierfür eine Kaffee- oder Getreidemühle – oder auch schon eine einfache Pfeffer- oder Gewürzmühle, um getrocknete Schisandra-Beeren zu Granulat oder Pulver zu zermahlen. Werden größere Mengen der getrockneten Beeren gemahlen, sollten diese Vorräte möglichst luftdicht und dunkel, ähnlich wie Kaffee, aufbewahrt werden.

Wer Schisandra-Fertigpräparate bevorzugt, z. B. Schisandrapulver-Kapseln, Schisandra-Extrakte, Schisandra-Konzentrate oder Schisandra-Tinkturen, sollte sich nach den Anweisungen auf der Verpackung richten, da diese Mittel entsprechend getestet und die Dosierung nach ihren Inhaltsstoffen ausgerichtet ist. Auch bei diesen Produkten ist eine Einnahmezeit von etwa 100 Tagen günstig.

Meist werden diese Präparate unter der Bezeichnung Wu Wei Zi in Apotheken, Reformhäusern oder Bioläden geführt. Wer mit dem Zerkauen der getrockneten Schisandra-Beeren Probleme hat oder ihren Geschmack nicht mag, wird solch eine Darreichungsform sicher zu schätzen wissen. Dazu kommt, dass sich die Kapseln meist öffnen lassen und das Pulver jeder Speise hinzugefügt werden kann.

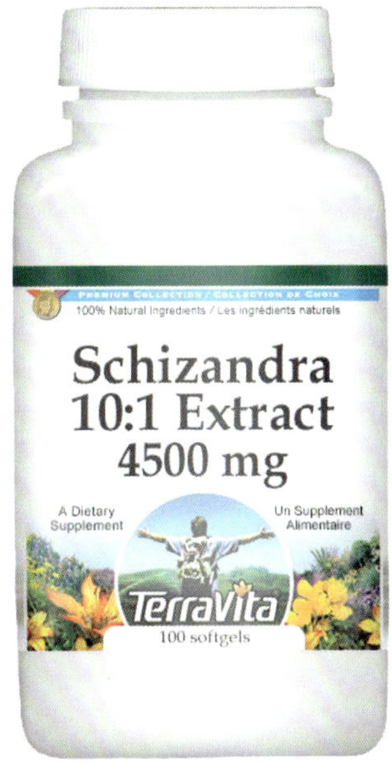

Dennoch möchten wir darauf verweisen, dass sich ein Naturprodukt wie die Schisandra-Beere durch eine industrielle Bearbeitung kaum verbessern lässt. Tatsächlich enthalten nahezu alle Früchte in ihrer naturbelassenen Form mehr und vor allem qualitativ höherwertige Inhaltsstoffe als in einer industriellen Aufbereitung. Das Gleiche gilt auch für jede Art von Lebensmitteln. Die getrocknete Schisandra-Beere ist eine perfekte natürliche Konserve, die ihre Inhaltsstoffe über Jahre frisch hält. Wie bei jeder anderen Konserve auch beginnt mit dem Öffnen durch die Einwirkung von Sauerstoff und Licht ein gewisser Oxidationsprozess, der die Qualität des Inhalts fortlaufend vermindert. Bleibt die Konserve geschlossen, ist der Inhalt oft über Jahre genießbar. Eine Freundin fand kürzlich ein Tütchen Schisandra-Beeren, welches unbeachtet bereits einige Jahre in ihrem Schrank gelegen hatte. Sie gab uns eine Kostprobe, und die getrockneten Früchte schmeckten genau wie jene aus unserem letzten Einkauf.

Der Vorteil der pharmazeutischen Erzeugnisse liegt meist in der Standardisierung der Inhaltsstoffe, während ein Naturprodukt immer gewissen Schwankungen bezüglich seiner Bestandteile, Farbe, Form, Geschmack und Geruch unterliegt. Dazu kommt, dass sich industriemäßig hergestellte Kapseln oder Tabletten leichter einnehmen und für den Handel werbewirksamer verpacken und anbieten lassen. Doch der wahre Bio-Fan und der echte Naturkost-Gourmet schwört gewöhnlich auf das Original von Mutter Natur.

Der Ladenpreis für Schisandra-Kapseln, -Pulver oder -Tabletten liegt in aller Regel um das Mehrfache höher als bei losen getrockneten Schisandra-Beeren.

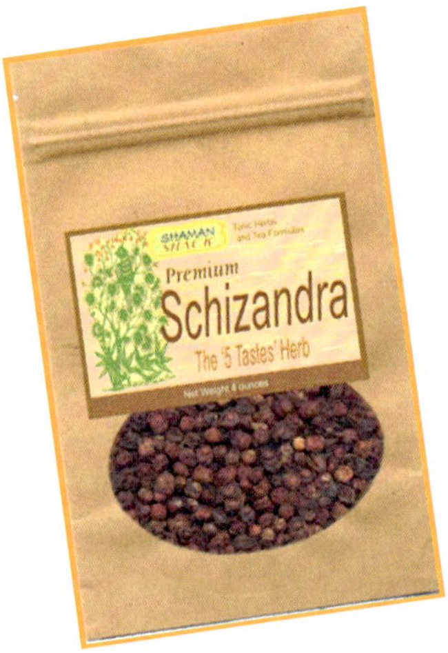
Premium
Schizandra
The '5 Tastes' Herb

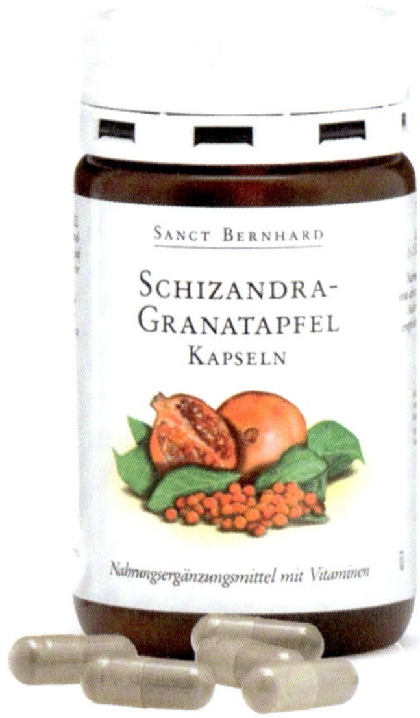
SANCT BERNHARD
SCHIZANDRA-
GRANATAPFEL
KAPSELN
Nahrungsergänzungsmittel mit Vitaminen

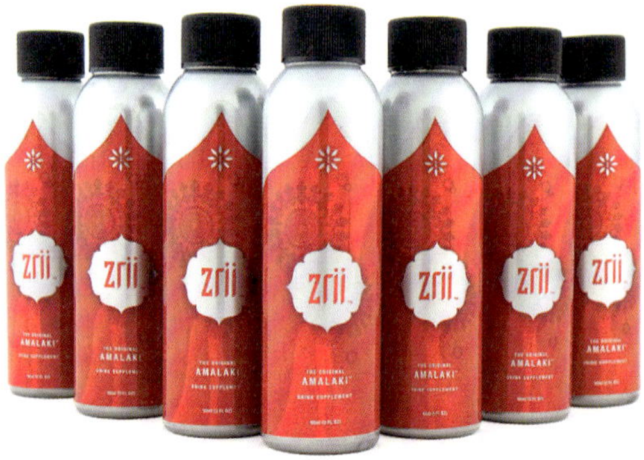
zrii

Schisandra-Produkte für Genuss und Energie

Die anregenden und stärkenden Wirkungen der Schisandra-Beere können auch Snacks, Drinks und anderen Fertigprodukten eine gesunde Note verleihen. In einigen Ländern werden bereits Schisandra-Likör, Schisandra/Goji-Bier oder Energy-Power-Drinks sowie auch Schisandra-Mixturen zur Potenzsteigerung angeboten. Es ist nur eine Frage der Zeit, bis sie auch auf dem europäischen Markt zu finden sind.

Kreationen wie Schisandra-Gummibärchen, Schisandra-Bonbons, Schisandra-Schokolade, Schisandra-Müsli oder -Vollwertriegel bieten darüber hinaus eine vortreffliche Möglichkeit, die gesunde Beere auch süßen Naschkatzen oder der jüngeren Generation schmackhaft zu machen. Schisandra Gewürzmischungen mögen Gourmets eine neue Anregung liefern. Wir möchten den Herstellern empfehlen, Schisandra-Produkte durch die ebenfalls sehr hochwertigen Goji-Beeren[51,24] zu ergänzen – eine geschmacklich und vom Gesundheitswert her optimale Kombination. Das Mischungsverhältnis könnte beispielsweise bei 90% Goji-Beeren und 10% Schisandra-Beeren liegen. Aber auch andere Früchte wie Rosinen, Ananas, Cranberries, Feigen und viele mehr könnten entsprechende Kreationen optimieren. So wünschen wir den Herstellern gutes Gelingen und den Konsumenten guten Appetit!

Beim Surfen im Internet stießen wir auf eine weitere ungewöhnliche Schisandra-Kuriosität, die in China und den USA angeboten wird: Schisandra-Zigaretten zur Entwöhnung – ganz ohne Nikotin und Rauch. In der Tat wird dieser Zigarettenersatz nicht etwa angezündet, sondern zur Stillung des Verlangens kalt „geraucht". Der Preis ist recht hoch, doch verweisen die Anbieter darauf, dass jede einzelne Zigarette für mehrere Tage reicht. Neben Schisandra enthalten die rauchlosen „Glimmstängel" eine Reihe weiterer Kräuter, welche die Lungen beim genüsslichen Inhalieren mit ätherischen Ölen und Aromen füllen. Dies könnte unter anderem Balsam für geschädigtes Lungengewebe sein. Inwieweit eine solche Zigarette allerdings den jahrelang antrainierten Griff zum echten Glimmstängel ersetzen und das Verlangen befriedigen kann, müssen die Betroffenen selbst herausfinden. Erfahrungsberichte auf den Internetseiten der Anbieter sind – wie zu erwarten – durchweg positiv.

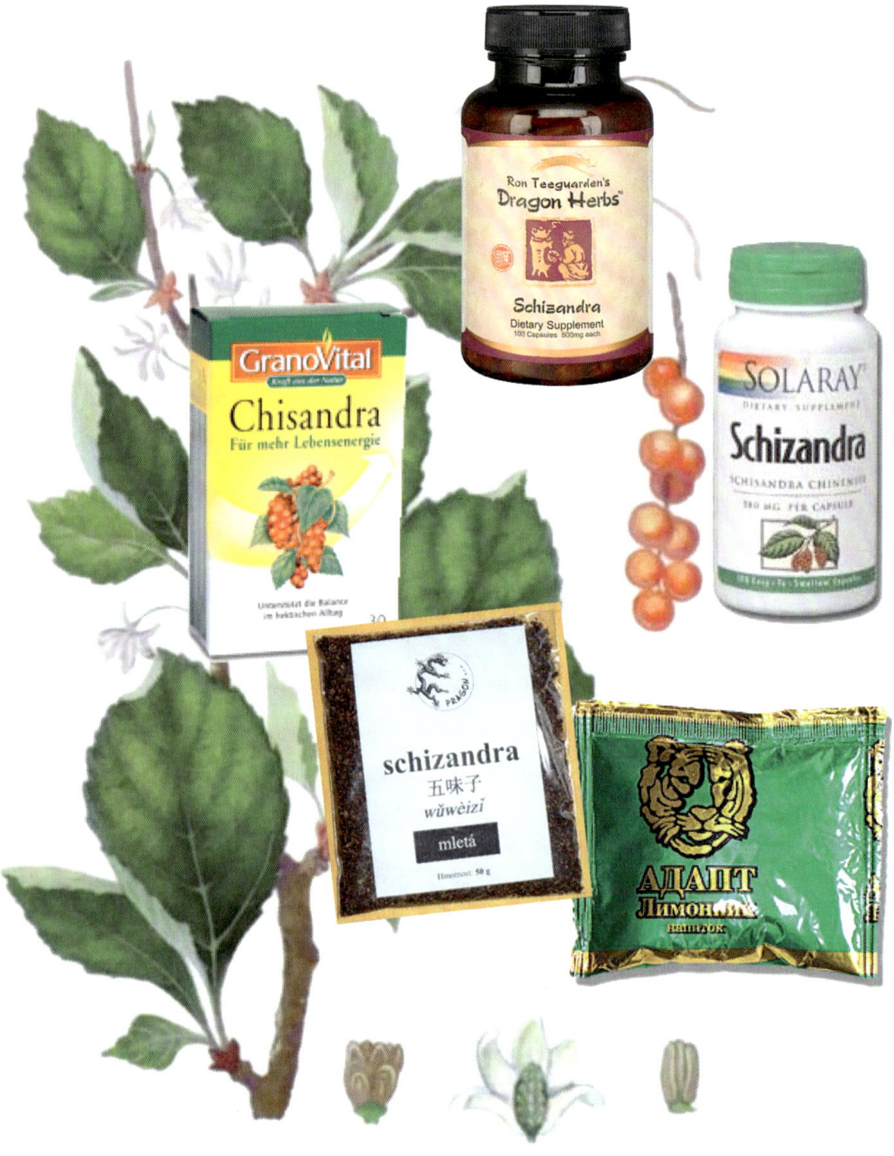

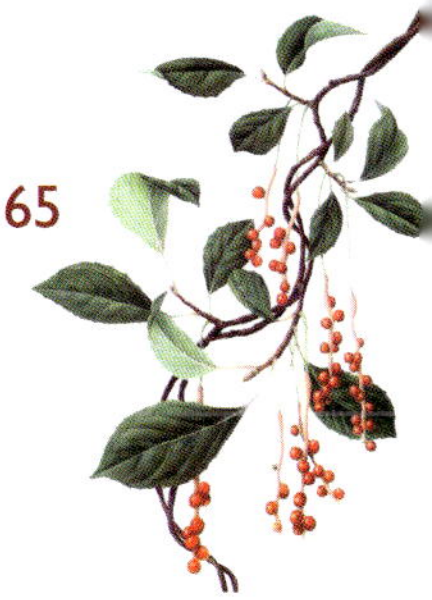

Schisandra für Gourmets

Kurz vor Abschluss dieses Buches wurden wir überraschend zu einem Empfang eingeladen. Die Gastgeber teilen unsere Begeisterung für Schisandra- und Goji-Beeren und boten Ihren Gästen etwas ganz Besonderes: Vor einer großen Auswahl unterschiedlichster Getränke standen drei mit Eiswürfeln gefüllte Kühlbehälter, doch nur einer enthielt die üblichen Eiswürfel aus gefrorenem Wasser. Der zweite war mit Eiswürfeln aus Goji-Saft [51,24] gefüllt und der dritte enthielt Eiswürfel aus gefrorenem Schisandra-Saft. Ob Cola, Limonade, Whiskey, Wodka, Gin oder diverse Fruchtsäfte – fast alle Gäste entschieden sich für die neuartigen Gesundheitswürfel zur Kühlung ihrer Getränke. Einige probierten die Würfel auch pur und das geschmackliche Erlebnis, insbesondere der Schisandra-Eiswürfel, bot einigen Gesprächsstoff.

Später gab es eine weitere Überraschung: Die Gastgeber kredenzten einen Punsch mit reichlicher Cranberry-Goji-Schisandra-Einlage an. Sie berichteten, dass sie die getrockneten Früchte bereits zwei Tage zuvor in ein alkoholisches Bad eingelegt hatten. Auch hier wollte jeder probieren, und die beerenstarke Punscheinlage fand eine Menge Lob.

Um das Beerenerlebnis abzurunden, standen am Buffet bei den verschiedenen Häppchen-Varianten zwei Gewürzmühlen mit der Aufschrift *Schisandra* bereit. Hier gab es nun doch einige hochgezogene Augenbrauen. Dennoch siegte die Neugier, und auch von dem neuartigen „Pfeffer“ wurde reichlich probiert, der danach als eine interessante kulinarische Bereicherung gerühmt wurde. Nach der Mahlzeit wurde neben dem üblichen Kaffee schließlich noch ein wohlschmeckender Schisandra-Goji-Tee gereicht. Wie nicht anders zu erwarten, waren die gesunden Beeren an jenem Abend ein viel diskutiertes Thema, und die Gastgeber registrierten mit einem zufriedenen Schmunzeln das ungewohnte Interesse.

Also, liebe Freunde, wer in der Küche neue Ideen zum Experimentieren sucht – die Fünf-Geschmäcker-Frucht bietet sie: Ob Eintöpfe, Suppen oder Soßen, Pfannengerichte, Gemüse, Braten, Fischgerichte, diverse Salatvarianten, Käsezubereitungen, Müsli oder sonstige Gerichte – Schisandra-Beeren, ob ganz, grob geschrotet oder fein gemahlen, liefern eine interessante und dazu höchst gesunde Würzvariante. Der Phantasie sind kaum Grenzen gesetzt.

Schisandra ist auch wunderbar als Tee. Meist wird ein Teelöffel Beeren auf eine Tasse Wasser empfohlen. Der Tee sollte circa 20 Minuten ziehen, also wesentlich länger als üblich. Einige Rezepte empfehlen, die Beeren 10 bis 20 Minuten auf kleiner Flamme zu kochen.

Wir bevorzugen folgendes Rezept: Einen Teelöffel Goji-Beeren [51,24] und einen halben Teelöffel Schisandra-Beeren mit einer Tasse heißem Wasser übergießen – fertig. Das Mischverhältnis kann nach eigenem Belieben gestaltet werden. Damit nichts von den guten Inhaltsstoffen verloren geht, fischen wir die Beeren heraus und essen sie mit.

An unserem Arbeitsplatz stehen seit geraumer Zeit immer zwei Schüsselchen mit getrockneten Beeren: eine mit Schisandra, die andere mit Goji. Und es geht uns damit besser de je!

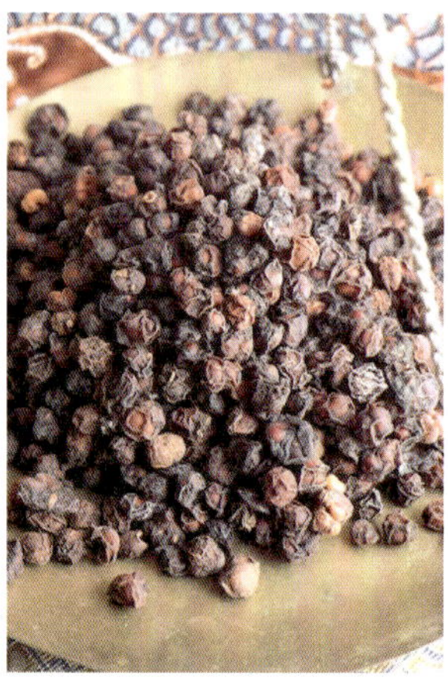

Getrocknete Schisandra-Beeren werden gewogen

Schisandra-Beeren im eigenen Garten

Wer einen Garten oder ein Stück Land zur Verfügung hat, kann in den seltenen Genuss frischer Schisandra-Beeren kommen. Die große Nachfrage nach dieser Beere hat sich in jüngster Zeit auch bei europäischen und amerikanischen Baumschulen herumgesprochen und so ist es inzwischen möglich, in ausgesuchten Gartencentern oder Baumschulen junge Schisandra-Pflanzen zum Eigenanbau zu erwerben. Hierzu möchten wir einige Hinweise geben:

Schisandra ist eine attraktive, lianenartige Schlingpflanze, die auch zur Fassadenbegrünung geeignet ist. Sie verträgt jedoch keine allzu große Hitze und Trockenheit. So wäre beispielsweise eine Anpflanzung im Mittelmeerraum wegen zu hoher Temperaturen und dem geringen Niederschlag nur bedingt zu empfehlen.

Die Schisandra-Pflanzen werden bis zu 20 Jahre alt und gelten als winterhart. Die beste Pflanzzeit ist im Frühjahr. Ein halbschattiger Platz wäre günstig. Besorgt man sich mehrere Pflanzen, sollte der Pflanzabstand etwa einen Meter betragen. Dabei sollte bedacht werden, dass die Pflanzen etwa drei Meter hoch werden. Unter guten Bedingungen gewachsene Exemplare haben schon Höhen bis zu acht Metern erreicht. An Spalieren entlang geleitet, können versierte Hobbygärtner die Pflanzen auch erntegerecht in die Breite wachsen lassen. Als Kletterhilfen eignen sich Rankgitter oder Drahtzäune, aber auch an trockenen Ästen oder abgestorbenen Bäumen rankt sich die Pflanze gerne empor. Die kleinen Blüten zeigen sich im Mai und verströmen einen intensiven Duft. Ihre Färbung reicht von weiß über cremefarben bis zu hellrosa. Im September bis Oktober sind die leuchtend roten, kugelrunden Früchte mit einem Durchmesser von ca. 5 bis 8 Millimetern reif zur Ernte. Einige Plantagenbetreiber warten den ersten Frost ab, bevor sie mit der Pflückung beginnen. Die Früchte halten sich also recht lange am Strauch und können über einen längeren Zeitraum geerntet werden. Die

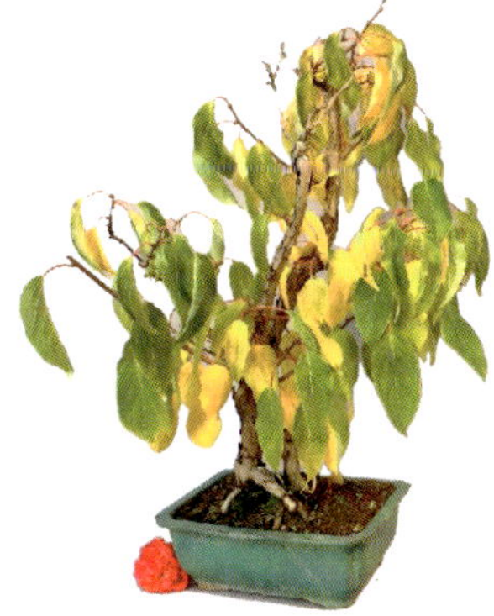

ovalen, spitz zulaufenden Blätter färben sich im Herbst in ein attraktives Goldgelb und fallen dann ab.

Schisandra hat keine speziellen Bodenansprüche, bevorzugt jedoch einen leicht sauren, wasserdurchlässigen Boden. Bei länger anhaltender Trockenheit sollte gegossen werden. Im folgenden Frühjahr ist eine mäßige Düngung empfehlenswert. Die Pflanze kann, muss aber nicht, beschnitten werden. Es ist möglich, sie alle paar Jahre bodennah zur Verjüngung radikal abzuschneiden, vorzugsweise im Spätherbst oder Winter. Sie treibt dann im Frühjahr erneut aus.

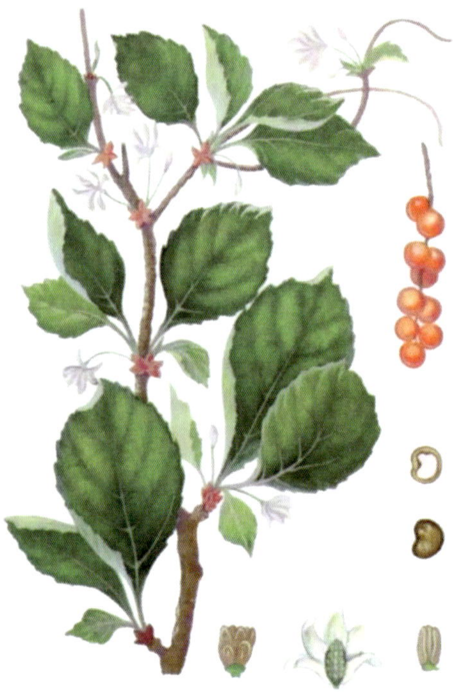

Schisandra ist von Natur aus zweihäusig. Um eine Befruchtung sicherzustellen, braucht man also eine männliche und eine weibliche Pflanze, wobei nur die weiblichen Pflanzen die begehrten Früchte tragen. Inzwischen ist es Züchtern gelungen, auch einhäusige, selbstbefruchtende Schisandra-Pflanzen zu kultivieren, wie z. B. die unter den geschützten Namen „Vitalbeere®“ und Gesundheitsbeere „Vitafit-Beere®“ angebotenen Schisandra-Varianten. Diese Züchtungen zeichnet sich darüber hinaus durch einen sehr reichen Fruchtansatz von großen Früchten aus. Es genügt also bereits ein einzelner Busch, um einen guten Ertrag zu erzielen. Dennoch fördert auch hier die Pflanzung von zwei oder mehr Pflanzen die Fruchtbildung. Es kann vorkommen, dass sich zunächst nur männliche Blüten im unteren Bereich der Pflanze bilden, so dass im ersten Jahr noch keine Früchte zu erwarten sind. Im zweiten Jahr zeigen sich dann im oberen Bereich auch weibliche Blüten, jedoch oft erst in geringer Anzahl. Ab diesem Zeitpunkt können sich die ersten Früchte bilden, die im Spätsommer ähnlich wie größere rote Johannisbeeren aussehen. In den Folgejahren nimmt der Fruchtbehang stetig zu.

Experimentierfreudige Hobbygärtner mögen sich auch darin versuchen, Schisandra-Pflanzen aus Samen zu ziehen. Dies ist ein etwas kompliziertes Verfahren, das selbst erfahrenen Experten nicht immer auf Anhieb gelingt, doch ist der Erfolg umso befriedigender. Folgende Grundsätze sind zu beachten: Die beste Zeit für eine Anzucht ist im März. Die Samen brauchen zunächst eine gewisse Kälteperiode, bevor sie bereit sind zum Keimen. Als Erstes werden sie für einige Tage in klarem Wasser eingeweicht, wobei das Wasser alle zwei Tage erneuert wird. Danach können die Samen in kleine Behälter mit einer feinen Sand-Pflanzerde-Mischung gegeben und mit 3 cm der Mischung bedeckt werden. Sie müssen nun vier bis sechs Wochen lang frostfrei bei 0 bis 5 Grad Celsius lagern. Sind die klimatischen Bedingungen für eine Lagerung im Freien ungünstig, können die Behälter auch in einem entsprechend temperierten Kühlhaus oder im Kühlschrank untergebracht werden. Zur Vermeidung von Schimmelbildung sollten sie nicht mit Folie abgedeckt werden.

Nach dieser Kältebehandlung sollten die Behälter bei Temperaturen zwischen 10 und 15 Grad Celsius im Glashaus oder im Freien gehalten werden, um ein kräftiges Wachstum zu ermöglichen. Einige Wochen später werden die jungen Pflänzchen pikiert, d. h. so weit auseinander gepflanzt, dass jede Pflanze Raum zur Entfaltung hat (ca. einen Meter). In sehr kalten Gegenden sollte vor dem Winter noch etwas Erde um die Pflanze aufgehäuft werden, damit sie den Winter gut übersteht.

Im alten China war folgende Methode üblich: Die Samen wurden im Spätherbst nach entsprechender Wässerung mit feuchtem Sand vermischt und in ein ca. 50 cm tiefes Erdloch gestreut. Dann wurden sie mit ca. 15 cm Erde bedeckt. Darauf kam noch eine Schicht Gras, damit die Temperatur kühl, aber frostfrei blieb. Im nächsten Frühjahr wurden die Samen ausgebuddelt, in lockerer Erde im Abstand von 10 cm ausgebracht und mit ca. 2 bis 3 cm feiner Erde bedeckt. War die Gegend sehr feucht, legte man die Zucht in ca. 15 cm hohen Hochbeeten an, damit die jungen Keimlinge nicht faulten. Später wurden die bereits größeren Pflanzen in einem Abstand von ca. einem Meter auseinander gesetzt.

Auch eine Vermehrung aus Ablegern und Ästen ist möglich. In der nahen Umgebung etablierter Pflanzen strecken sich nach einigen Jahren junge Triebe dem Licht entgegen, sogenannte Ableger oder Rhizome. Diese können vorsichtig mit ihrer Bewurzelung ausgegraben und möglichst unverzüglich an der gewünschten Stelle eingepflanzt werden. Dann wird der Austrieb auf etwa die halbe Länge gekürzt. Eine Verpflanzung mehrerer Ableger ist anzuraten, da sich bei zu großer Trockenheit oder strengen winterlichen Temperaturen vielleicht nicht jeder Sprössling neu verwurzeln wird. Auch zu viel Nässe oder ein Nässestau sollte vermieden werden, damit der Spross nicht verfault.

Eine weitere, sehr einfache Möglichkeit der Vermehrung besteht darin, abgeschnittene Astspitzen von Schisandra-Pflanzen ca. 20 bis 30 cm tief in den feuchten Erdboden zu stecken. Die beste Zeit dafür ist vom Frühling bis zum Sommer. Eine sehr dichte Beblätterung am Steckling sollte gelichtet werden, damit nicht zu viel Feuchtigkeit verdunstet, so dass möglichst die ganze Kraft in die neuen Wurzeln gehen kann. Die Spitzen können leicht gekappt werden. Vor dem Einstecken in die Erde sollten wir die Astabschnitte für einige Stunden in ein Wasserbad stellen. Zwar schlägt diese Methode auch nicht immer an, doch ist die Freude groß, wenn wir einen Erfolg zu verbuchen haben.

Verwendung und Konservierung der eigenen Ernte

Sobald die ersten Beeren reif sind, können wir täglich einige der recht sauren Früchte frisch von der Pflanze verzehren oder dem Müsli, Joghurt oder Pudding etc. beigeben. Soll uns die eigene Ernte das ganze Jahr über mit Beeren versorgen, muss der größte Teil konserviert werden. Hierzu können die Früchte eingefroren, getrocknet oder zu Pulver vermahlen werden. Auch zu Saft, Sirup oder Marmelade verarbeitet kann uns die Beere kontinuierlich mit ihrem gesunden Reichtum versorgen.

Die wohl einfachste Methode der Konservierung ist das Einfrieren der möglichst frischen, gewaschenen und gut abgetrockneten Früchte. Werden die Beeren zu nass eingefroren, mindert dies zwar nicht ihre Qualität, doch das Lösen kleinerer Mengen von einem großen gefrorenen Klumpen kann sich als schwierig erweisen. Durch sehr kleine Portionsbeutel kann dem vorgebeugt werden. Gefrorene Schisandra-Beeren sind ein gutes Jahr und länger genießbar.

Eine weitere Möglichkeit der Konservierung ist die Trocknung der Beeren – die klassische Form der Konservierung. Im Norden Chinas, wo Schisandra-Beeren in ausgedehnten Plantagen angebaut werden, übernehmen Sonne und Wind die Trocknung. Die frischen Früchte werden auf weiträumig ausgelegten Netzen, Schilfmatten oder auch auf Bambus- bzw. Ratangeflechten einschichtig ausgebreitet und 2 bis 3 Wochen lang den Elementen ausgesetzt. Zur Erntezeit bietet sich in manchen der chinesischen Anbaugegenden ein ungewöhnliches Bild: Öffentliche Plätze, Sportanlagen und sogar mehrspurige Straßen werden gesperrt und mit Schisandra-Beeren zur Trocknung vollgepackt. Einige Erzeuger in China gingen inzwischen dazu über, ihre Früchte in großen, fabrikmäßigen Trocknungsanlagen mittels Warmluftgebläsen zu trocknen.

Bei uns dürfte das Wetter nur selten ein natürliches Trocknungsverfahren zulassen. Wer dennoch eine Sonnentrocknung versuchen möchte, kann einen einfachen Holzrahmen mit feinem Maschendraht bespannen und die Früchte einlagig darauf verteilen. Zum Erfolg braucht es Wärme und möglichst etwas Wind. Feuchte oder stehende Luft und Schwüle führen leicht zu Fäulnis oder Schimmelansatz. Um Fliegen fern zu halten, kann im Bedarfsfall noch eine dünne Stoffgaze über den Rahmen gespannt werden.

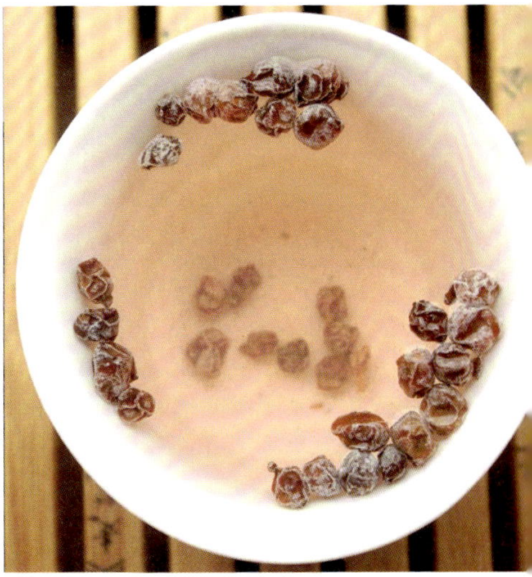

Getrocknete Schisandra-Beeren beim Einweichen in Wasser

Für weniger experimentierfreudige Zeitgenossen bieten einige Haushalts- oder Gartenbedarf-Fachhändler sogenannte Darren an, die zur Trocknung von Früchten, Pilzen, Blüten, Blättern oder Wurzeln geeignet sind. Das Angebot reicht von einfachen, siebartigen Konstruktionen bis hin zu elektrisch betriebenen Trocknungsöfen, die üblichen Backöfen mit einem Umluftgebläse ähnlich sind. Wer seine Schisandra-Beeren im eigenen Backofen trocknen möchte, dem sei empfohlen, die Temperatur nicht über 40 bis 45 Grad einzustellen. Ein Heizlüfter könnte Sonne und Backofen ersetzen. Von einer Trocknung in der Mikrowelle raten wir ab, da die Früchte darin denaturalisieren und drastisch an Wert verlieren, was übrigens auch auf andere Lebensmittel zutrifft. Bei der Trocknung schrumpfen die Beeren und werden schrumpelig. Dies ist ein natürlicher Prozess.

Getrocknete Beeren können bei Bedarf zu Pulver weiterverarbeitet werden. Die trockenen Beeren werden dazu nochmals in der Sonne, im Backofen oder in der Darre bei ca. 40 bis 45 Grad nachgetrocknet. Dann werden sie in eine Kaffee- oder Getreidemühle eingefüllt und in die gewünschte Körnung vermahlen. Das Pulver sollte bis zum Gebrauch möglichst luftdicht (ähnlich wie Kaffee) in einem Glas- oder Keramikbehälter aufbewahrt werden.

Als einfache Variante zur Pulverherstellung können wir die getrockneten Beeren auch in eine Gewürz- oder Pfeffermühle geben und frisch gemahlen über die Speisen streuen. Suppen, Soßen, Backwaren, Salate, aber auch Spiegeleier oder Käsebrote können so mit frischem Schisandra-Pulver eine wunderbare und gesunde Geschmacksbereicherung erfahren, die kaum zusätzliche Arbeit macht.

Frühere Generationen haben Früchte häufig auch in Form von Saft konserviert. Heute können einfache Haushaltsentsafter den ehemals recht aufwendigen Prozess der Zerkleinerung und Pressung in Tüchern ersetzen. Mit ihrer Hilfe kommen wir nicht nur in den sofortigen Genuss frisch gepresster Säfte. Der extrahierte Saft kann auch auf einfache Weise konserviert werden. Dazu wird er etwa 5 Minuten lang auf 90 Grad erhitzt und dann behutsam in saubere, zuvor heiß ausgespülte Flaschen abgefüllt und luftdicht verschlossen. Kühl gelagert sind solche Säfte mindestens ein Jahr haltbar.

Wer es besonders süß mag, kann sich aus den eigenen Beeren auch einen Sirup herstellen. Dafür wird 1 Liter Schisandra-Saft mit etwa 1 kg Zucker verrührt und ebenfalls 5 Minuten lang auf 90 Grad erhitzt. Der Sirup wird wie zuvor beschrieben abgefüllt.

Auch als Zusatz zu selbst eingemachten Marmeladen eignen sich die Beeren vorzüglich. 5 bis 10% Schisandra-Beeren unter die bevorzugten Früchte gemischt, können hausgemachten Konfitüren eine besondere geschmackliche Note hinzufügen, die dazu noch äußerst gesund ist. Wir möchten empfehlen, es einmal mit einer Kombination von zehn Anteilen Schisandra-Beeren und 90 Anteilen Goji-Beeren[51, 24] zu versuchen. Eine solche Kombination macht das Marmeladenbrot zu einem kaum zu übertreffenden Gesundheits-Snack.

Wer mehr über dieses Thema wissen möchte, kann sich eines der vielen Büchlein über das „Einmachen" oder „Einwecken" besorgen oder die Oma fragen, denn noch vor ein oder zwei Generationen wurden in vielen Familien Marmeladen, Früchte oder auch Obstsäfte eingekocht.

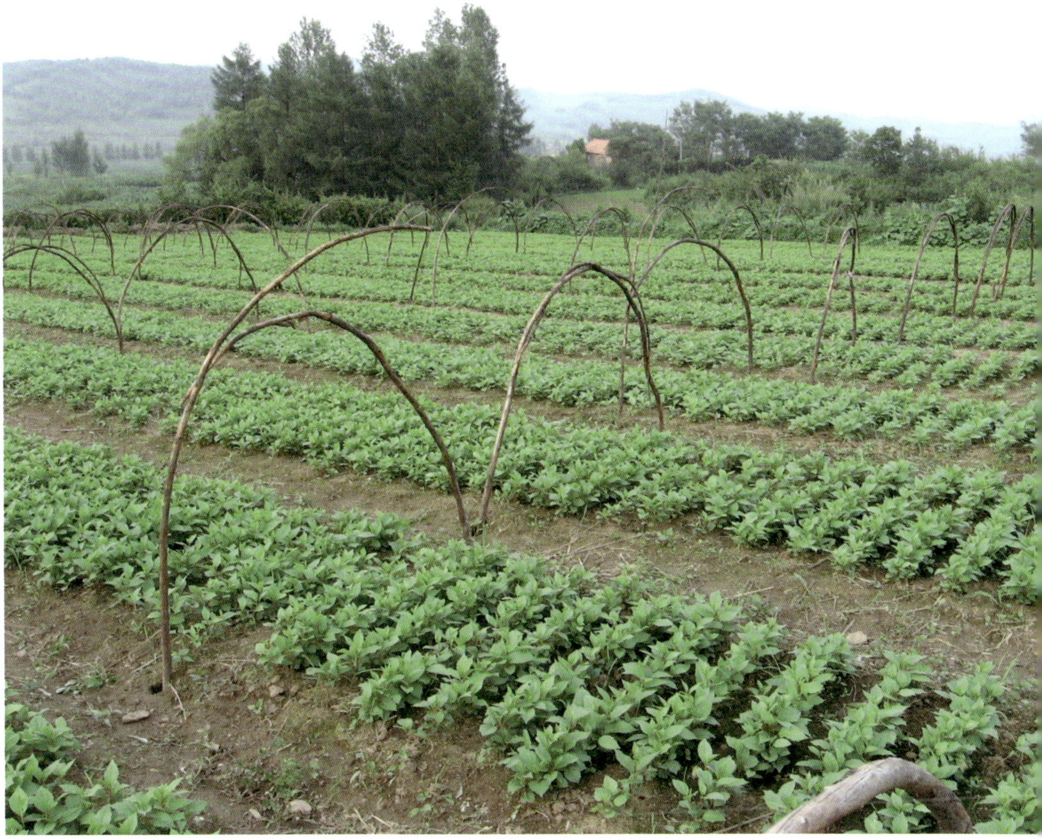

Jungpflanzen-Anzucht in China

Bezugsquellen und Lieferanten von Schisandra-Beeren, Schisandra-Produkten und Schisandra-Pflanzen

Grundsätzlich möchten wir empfehlen, zunächst im örtlichen Naturkost- oder Bioladen nach **Schisandra-Beeren** oder anderen **Schisandra-Produkten** zu fragen. Auch im Reformhaus, in Asia- oder China-Läden, in Drogerien oder Apotheken könnten Schisandra-Beeren oder entsprechende Produkte vorrätig sein oder zumindest bestellt werden.

Es ist anzunehmen, dass die meisten Firmen, die Goji-Beeren anbieten, in Zukunft auch Schisandra-Beeren in ihr Angebot mit aufnehmen.

Bezüglich **Schisandra-Pflanzen** oder **Schisandra-Pflanzensamen** raten wir, zunächst in den örtlichen Baumschulen oder in Garten-Centern nach ***Schisandra chinensis*** bzw. nach der ***Vital-Beere*** ® oder Gesundheitsbeere ***Vitafit-Beere*** ® zu fragen.

Sollte dies ohne Erfolg sein, könnten Internetnutzer den Begriff ***Schisandra*** oder *WU WEI ZI* eingeben, sich die Angebote ansehen und bei Bedarf bestellen.

Darüber hinaus haben wir hier einige Adressen von Versandhändlern aufgelistet, geordnet nach Postleitzahlen:

Schisandra-Anbieter

DEUTSCHLAND:

Bodhis Naturkost Ltd.
Jahnatalstr. 4 a
D-01594 Jahnishausen
Tel: 03525/517843, Fax: 03525/517845
info@bodhis-naturkost.de
http://www.bio-Schisandra.de

IntiWorld Naturprodukte
Inh. Corinna Bönisch
Zillplatz 8
D-09337 Hohenstein-Ernstthal
Tel: 03723/769269, Fax: 03723/769271
info@inti-world.de
http://www.inti-world.de

Sandos-Naturkost
Schönerlinderstr. 5
D-12557 Berlin
Tel: 030/53066131, Fax: 030/53066132
kontakt@Sandos-naturkost.de
http://www.Sandos-naturkost.de

Zerr Trading e. K.
Kirschenweg 28
D-22113 Oststeinbek
Tel: 040/7126645, Fax: 040/7135772
wz@zerr-trading.de
http://www.ingwermann.de

Konfitee Naturkost
Bahnhofstr. 12
D-29690 Schwarmstedt
Tel: 05071/9668234, Fax: 05071/9668235
shop@konfitee.de
http://www.konfitee.de
http://www.chinabeere.de
Schisandra-Produkte und -Pflanzen für Endkunden und Wiederverkäufer. Ihr Schisandra- und Goji-Profi www.chinabeere.de.

Grüner Garten Shop
Inh. Jörg Müller
Bielefelder Str. 202
D-32758 Detmold
Tel: 05231/3077334, Fax: 05231-6161832
joerg.m.mueller@gmx.de

Gesundheitseck-Kaufmann
Trakehner Str. 3
D-33378 Rheda-Wiedenbrück
Tel: 05242/42347, Fax: 05242/42347
gesundheitseck@gmx.net
http://www.gesundheitseck.net
Neben Schisandra- und Goji-Beeren bieten wir weitere Gesundheitsprodukte an.

Steviaversand.com e.K.
Am Hillberge 11
D-38300 Wolfenbüttel
Tel: 05331/8567300
Fax: 05331/8567302
info@steviaversand.com
http://www.steviaversand.com

DMC International Trading GmbH
Eichsfelder Str. 2
D-40595 Düsseldorf
Tel: 0211/1794570, Fax: 0211/17945729
info@dmc-natur.de, http://www.dmc-natur.de
DMC Kräutertee-Spezialitäten, Physio- und Akupunkturbedarf! Gratis-Katalog und direkt bestellen unter www.dmc-natur.de

Ahrens + Sieberz, Großversand-Gärtnerei
Hauptstr. 436-440
D-53721 Siegburg
Tel: 02242/88910, Fax: 02242/889188
info@as-garten.de
http://www.as-garten.de

Govinda Natur GmbH
Feckweilerhaide 2
D-55765 Birkenfeld
Tel.: 06782/109670, Fax: 06782/1096799
info@govindanatur.de
http://www.govindanatur.de

Pappas Gourmetpalace e. K.
Christina Papadopoulou
Dorotheenstr. 4, Stand 39-42
D-70173 Stuttgart
Tel.: 0711/240615
info@pappasgourmetpalace.de
http://www.pappasgourmetpalace.de

Brigitte-Versand
Alte Steige 2
D-70839 Gerlingen
Tel: 07156/22815, Fax: 07156/1755319
info@brigitte-versand.de
http://www.brigitte-versand.de
Bitte bestellen Sie unseren Gratis-Katalog mit Produkten aus den Schätzen der Natur.

Früchte Megerle - Topfruits Naturprodukte
Bahnhofstr. 2
D-76698 Ubstadt-Weiher
Tel: 07251/387628 , Fax: 07251/18210
info@topfruits.de
http://www.topfruits.de
Vitalstoffreiche Naturprodukte von A bis Z.

Schloss-Drogerie / Tee-Paradies
Rheinbrückstr. 20
D-79713 Bad Säckingen
Tel: 07761/2041, Fax: 07761/936272
guenter.oberschmid@t-online.de
http://www.heilkraeuter-paradies.de

Evervital Versand
Stolzingstr. 4
D-81927 München
Tel: 089/3237670, Fax: 089/13999212
evervital@gmx.de
http://www.evervital.de

Puravita Naturwaren
Schmautzer-Büchl-Weg 19 a
D-82266 Inning am Ammersee
Tel: 08143/959501, Fax: 08143/959502
naturwaren@puravita.de
http://www.puravita.de
Schisandra-Beeren und -Pulver aus kontr. ökologischem Anbau!

Well-Power
Hirnsberger Straße 23
D-83093 Bad Endorf
Tel: 08053/796151, Fax: 08053/795958
info@well-power.de
http://www.well-power.de

Bioinsel
Burgstallstr. 1
D-83734 Hausham
Tel: 08026/9279233, Fax: 03221/2344759
info@bioinsel-shop.de
http://www.bioinsel-shop.de
Schisandrabeeren, Gojibeeren, Aroniabeeren und viele weitere gesunde Trockenfrüchte und Nüsse.

Raab Vitalfood GmbH
Carl-Benz-Str. 9
D-85296 Rohrbach
Tel: 08442/95630, Fax: 08442/956349
Michael.raab@raabvitalfood.de
http://www.Raabvitalfood.de
Beeren und Kapseln in Bio-Qualität.
Bitte Katalog anfordern.

EnergiaVital
Ringstr. 2
D-86931 Prittriching
Tel: 0700/62887787, Fax: 08206/962772
info@energiavital.de
http://www.aloeshop.de
Getrocknete Beeren. Vegetarische Kapseln mit hochwertigem Schisandra Fruchtkonzentrat. Beste Qualität. Top-Preise.

Beerenhof Schemm
Ehe Nr. 10
D-91456 Diespeck (Bayern)
Tel: 09161/9741, Fax: 09161/61665
erdbeerhof@zehelein-schemm.de
http://www.beeren-stark.de
Vitafit® Gesundheitspflanzen und eine große Beerenvielfalt.

www.Dein-Teeladen.de
Degenberg 9
D-94374 Schwarzach
Tel: 09962/2000353, Fax: 09962/2000354
info@dein-teeladen.de
http://www.Dein-Teeladen.de

SCHWEIZ:

Würzenbach Drogerie
Würzenbachstrasse 17
CH-6000 Luzern 15
Tel: 041/3701266, Fax: 041/3707601
info@nurnatur.ch
http://www.nurnatur.ch
Bio-Schisandra-Beeren. Bestellen Sie gleich jetzt unter www.nurnatur.ch oder info@nurnatur.ch oder per Tel. 041/3701266.

dryfruit schweiz
Hohlgass 23
CH-8196 Wil ZH
Tel: 044/8692004
info@dryfruit.ch
http://www.dryfruit.ch
Aprikosenkerne, Gojibeeren und Gerstengrassaft in Rohkostqualität.

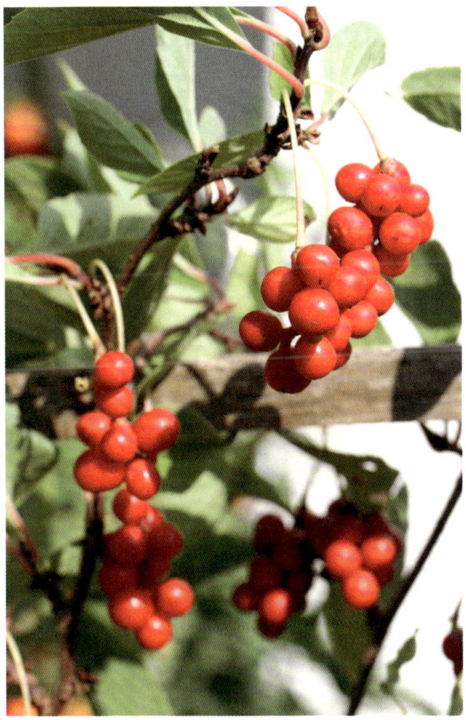

Informationen für Import-Interessierte Unternehmen

Wer Schisandra-Beeren oder andere Schisandra-Produkte direkt aus China importieren möchte, muss heutzutage nicht erst Chinesisch lernen. Die gesamte Abwicklung erfolgt gewöhnlich in englischer Sprache. Die chinesischen Anbieter rechnen jedoch in der Regel mit Abnahmemengen ab ca. 50 bis 100 Kilogramm Schisandra-Beeren oder mehr, die sie auf Bestellung weltweit versenden. Handeln ist dabei immer möglich.

Einige Firmen geben an, dass ihre Produkte von den US-Behörden und der EU geprüft und entsprechend zertifiziert wurden. Manche Anbieter offerieren organisch-biologisch angebaute Schisandra-Berries, einige legen sogar gleich entsprechende Messergebnisse offen. Etliche Firmen bieten an, ihre Produkte direkt in China in den gewünschten Verpackungseinheiten fertig für den Endverbraucher zu konfektionieren, in manchen Fällen sogar mit dem eigenen Aufkleber des Bestellers. Neben den getrockneten Beeren werden auch Schisandra-Säfte, Schisandra-Konzentrate und Schisandra-Beeren-Pulver angeboten. Aber auch Schisandra-Likör oder Schisandra-Beerenkernöl sind im Angebot einiger chinesischer Anbieter zu finden.

Hier zwei Kontaktaufnahmemöglichkeiten über das Internet: http://www.made-in-china.com oder http://www.ec21.com

Dort gibt man auf der englischsprachigen Webseite das Stichwort „Schisandra“, „Wu Wei Zi“ oder „Shizandra“ ein. Sogleich werden zahlreiche Schisandra-Anbieter aufgelistet, die man einzeln anklicken kann. Meist sind dann jeweils alle relevanten Informationen abrufbar bzw. es können Anfragen eingegeben werden, die gewöhnlich schnell beantwortet werden.

Von einer telefonischen Kontaktaufnahme mit chinesischen Anbietern raten wir ab, denn trotz großer Bemühungen und aller Freundlichkeit der Chinesen ist es nur selten möglich, die Person am anderen Ende der Leitung zu verstehen. Eine Kontaktaufnahme per Fax ist dagegen möglich, die telefonische Vorwahl für China lautet: 0086. Die finanzielle Abwicklung eines Geschäftes mit chinesischen Firmen ist heute nicht mehr so risikoreich wie noch in früheren Jahren. Es wurden mittlerweile gut funktionierende Handelskontrollmechanismen eingeführt. Dennoch ist Erfahrung im Außenhandel durchaus von Vorteil. Wir wünschen viel Erfolg!

Für Anregungen und Kritik zum vorliegenden Buch sind wir dankbar. Hier die Adresse:

Bodo J. Baginski & Shalila Sharamon
– Song of Nature–
Vale Cove 1, Ardnatrush
Glengarriff, Co. Cork
IRLAND – EUROPE
Phone (00353) 27-63379
Fax (00353) 27-63128
E-Mail: bjbaginski@tinet.ie

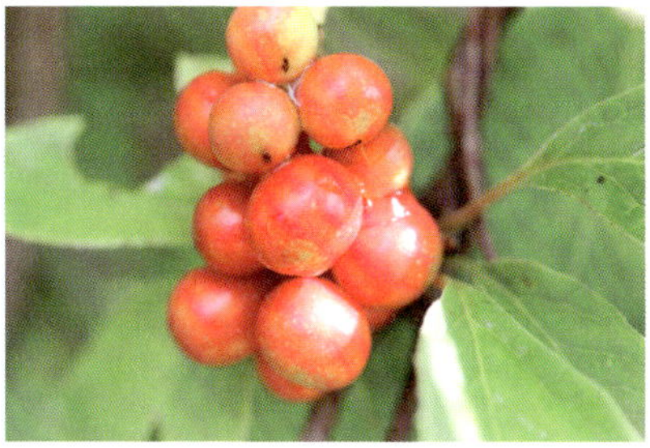

Über die Autoren

Es war wohl einer jener besonderen Momente – welcher eine unerwartete Schicksalsfügung nach sich ziehen sollte – als sich Shalila Sharamon und Bodo J. Baginski 1985 erstmals in einer Meditationsakademie begegneten. Bereits einige Wochen später begannen sie völlig unverhofft gemeinsam ihr erstes Buch, während einer Fastenzeit auf einer österreichischen Almhütte, zu schreiben.

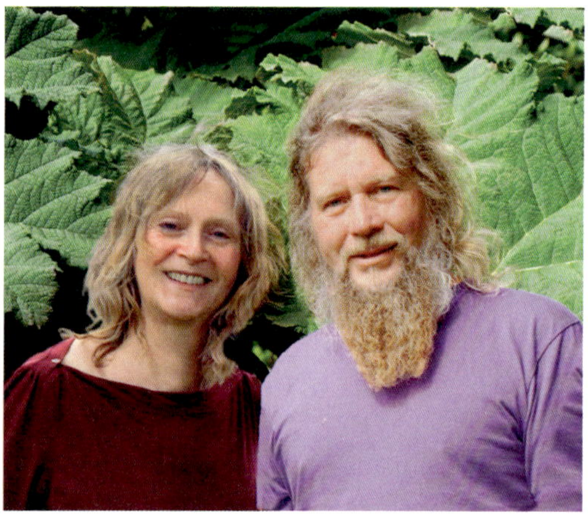

Foto © Eliane Zimmermann

Der Erfolg dieser ersten Schrift überraschte sie ebenso wie die Tatsache, dass sich hinfort über 24 Jahre immer wieder ein neues, bedeutendes Thema geradezu in ihr Leben drängte, das offensichtlich auf eine intensive Erforschung und Niederschrift wartete.

Bis heute gab das Autorenteam 20 Bücher, CDs und einige Karten-Sets heraus, Übersetzungen liegen in 28 Sprachen vor und entwickelten sich in vielen Ländern zu Bestsellern. Etliche Themen fanden erstmals durch die Arbeiten des Autorenteams weltweites Interesse.

Seit 1990 leben Shalila Sharamon (geb. 1948) und Bodo J. Baginski (geb. 1952) zurückgezogen in der Stille an der Atlantikküste Südwestirlands. Dabei planen sie bereits seit vielen Jahren sich vermehrt weiteren Möglichkeiten und Ausdrucksformen des künstlerischen Schaffens hinzugeben – würde nicht immer wieder ein neues, dringendes Thema, wie auch im Falle dieses Buches, auf Erforschung, Bearbeitung und Veröffentlichung wartend, in ihr Leben treten …

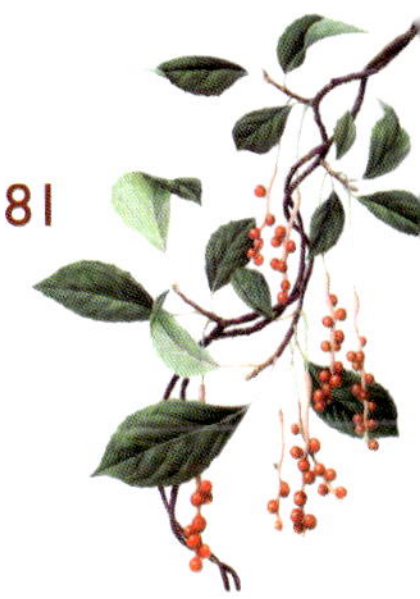

Bibliografie

Werke, aus denen die Autoren schöpften – in alphabetischer Reihenfolge nach Autoren

1. Ang, W.: *Ben Cao Bei Yao – Essentials of Materia Medica 1694,* Taiwan, Shiyi. Neudruck 1982, 635 Seiten

2. Baillon, Ernest Henri: *Histoire des Plantes,* (in 13 Bänden) L. Hachette & Cie, Paris, London, Leipzig, 1866 – 1895. (Dieses umfangreiche Werk ist nur sehr selten in guten Antiquariaten für ca. 1.400.- € zu bekommen.)

3. Baillon, Ernest Henri/Hartog, Manuel M.: *The Natural History of Plants – Translated by Marcus M. Hartog,* London, 1871

4. Beinfield, Harriet/Korngold, Efrem: *Traditionelle Chinesische Medizin: Grundlagen – Typenlehre – Therapie (Originaltitel: Between Heaven and Earth),* Deutscher Taschenbuch Verlag, München, 2005, Seite 337-338. ISBN: 978-3423341783

5. Bensky, D./Gamble, A./Kaptschuk, T.: *Chinese Herb Medicine: Materia Medica,* Revised Edition, Eastland Press Seattle, USA, 1987, ASIN: B000VJ4KIS

6. Bensky, Dan/Clavey, Steven/Stoger, Erich/Gamble, Andrew: *Chinese Herbal Medicine: Materia Medica,* Eastland Press, Seattle, USA, 3rd. Edition 2004. ISBN: 978-0939616428

7. Berliner Lokalnachrichten: *Jetzt möglich – der Fühjahrsputz für die Gefäße. Geistige und körperliche Vitalität durch eine chinesische Beere mit dem Namen Wu-Wei-Zi,* Berlin, März 2006, 17. Jahrg. Nr. 5, Seite 2

8. Brekhman, I. I.: *Man and Biologically Active Substances: the Effects of Drugs, Diet and Pollution on Health,* Pergamon Press, NY, USA, 2nd. Edition 1980. ISBN: 978-0080231693

9. Brockhaus (Der) Alternative Medizin: *Heilsysteme, Diagnose- und Therapieformen, Arzneimittel,* Brockhaus Verlag, Mannheim, 2008, Seite 414. ISBN: 978-3765332913

10. Caldecott, Todd: *Ayurveda: The Divine Science of Life,* Mosby, Elsevier, London, 2006, Seite 155, 231. ISBN: 978-0723434108

11. Chang. H. M./But, P. H.: *Pharmacology and Applications of Chinese Materia Medica,* Volume 1 + 2, World Sci., Singapore, 1986, 773 Seiten.

12. Chen, John K./Chen, Tina T.: *Chinese Medical Herbology and Pharmacology,* Art of Medicine Press, CA, USA, 2004, Seite 4, 10, 15, 113, 117, 985. ISBN: 978-0974063508

13. Cheung, C. S./Kaw, U. A.: *Synopsis of the Pharmacopeia,* American College of Traditional Chinese Medicine, San Franzisco, USA, 1984, 84 Seiten. ASIN: B00071WPSM

14. Chevallier, Andrew: *The Encyclopedia of Medicinal Plants,* Dorling Kindersley Publishers, London, 1996, Seite 132. ISBN: 978-0789410672

15. Dong-Yuan, Li: *The Treatise on the Spleen and Stomach – A Translation of the Pi Wie Lun,* Blue Poppy Press, Boulder, USA, 1993, Seite 29, 44, 56 ff, 90 ff, 95, 107, 116, 128, 131, 156 ff, 161. ISBN: 978-0936185415

16. Drees, Angela/Rintelen, Henriette: *Adipositas: Behandeln mit chinesischer Medizin,* Elsevier Verlag, München, 2005, Seite 187, 246, 280, 342. ISBN: 978-3437570506

17. Duke, James A.: *Handbook of Medicinal Herbs,* CRC-Publisher, Taylor & Francis Group, USA, 2nd. Edition 2002, Seite 292 ff, 506 ff. ISBN: 978-0849312847

18. Eberhard, Ulrich/Kriegel, Ulrike/Kiener, Sophie: *Leitfaden Kampo Medizin: Japanische Phytotherapie,* Elsevier Verlag, München, 2003, Seite 40, 99, 206, 234, 306, 361, 377 ff, 381, 402, 415, 425, 435 ff, 455. ISBN: 978-3437565502

19. Elias, Jason/Ketcham, Katherine: *Selbstheilung mit den Fünf Elementen,* O. W. Barth bei Scherz, München, 6. Auflage 2004. ISBN: 978-3502610366

20. Flaws, Bob: *The Essence of Liu Feng-Wu's Gynekology,* Blue Poppy Press, Boulder, USA, 1998, Seite 19, 44, 100, 167, 252, 253, 288, 289. ISBN: 978-0936185880

21. Focks, Claudia/Hillenbrand, Norman: *Leitfaden Traditionelle Chinesische Medizin,* Verlag Urban und Fischer bei Elsevier, München, 4. Auflage 2003, Seite 466, 473, 488, 501, 511, 529 ff, 540, 545 ff, 602, 630, 662, 694, 1118. ISBN: 978-3437564819

22. Foster, Steven/Chongxi, Yue: *Herbal Emissaries. Bringing Chinese Herbs to West,* Healing Arts Press, Rochester, 1992. ISBN: 978-0892813490

23. Gendo, Udayana: *Traditionelle Chinesische Medizin. 5000 Jahre fernöstliche Heilkunst. Die alternative Ergänzung zur westlichen Schulmedizin,* Verlag Naumann & Göbel, Köln, 2005, Seite 61, 63, 76, 86, 89, 92, 95, 98, 109, 112. ISBN: 978-3635108344

24. Goldstein, Liane: *Goji – Beerenpower aus dem Reich der Mitte für ein vitales Leben,* Lebensbaum Verlag, Bielefeld, 2. Auflage 2009 (ohne ISBN-Nummer)

25. Gong: *Medizin News: China-Beere putzt verkalkte Adern frei. Nach umfangreichen Patienten-Tests bestätigen auch westliche Spezialisten die durchblutungsfördernde und gefäßreinigende Kraft der Wu-Wei-Zi-Frucht,* bebilderter Artikel, veröffentlicht in der Zeitschrift Gong, Gong Verlag, München, Ausgabe 52, Dez. 2004

26. Heerde, Michael: *Pferdebehandlung mit Traditioneller Chinesischer Veterinärmedizin (TCVM),* Sonntag Verlag, Stuttgart, 1999, Seite 74, 84, 91, 185, 195. ISBN: 978-3877581476

27. Heider de Jahnsen, Manuela: *Das große Handbuch der Chinesischen Ernährungslehre: Eine Anleitung zur gesunden Lebensgestaltung,* Windpferd Verlag, Oberstdorf, 3. Auflage 2006. ISBN: 978-3893855117

28. Heinen, Martha P.: *Kochen und leben mit den Fünf Elementen: Vitalität, Gesundheit und Lebensfreude durch das traditionelle chinesische Ernährungssystem,* Windpferd Verlag, Oberstdorf, 4. Auflage 2001, Seite 75-77. ISBN: 978-3893851324

29. Hempen, Carl-Hermann/Fischer, Toni: *Leitfaden Chinesische Phytotherapie,* Verlag Urban und Fischer, München, 2001, Seite 590, 591. ISBN: 978-3437559907

30. Hsu, T. C.: *Forgotten Traditions of Ancient Chinese Medicine (The I-Hsüeh Yäan Liu Lun of 1757 by Hsü Ta-ch un),* Paradigm Publ., Brookline, USA, 1998, Seite 111, 121, 270. ISBN: 978-0912111568

31. Kam-Ming Ko, Robert: *Shengmai San (Traditional Herbal Medicines for Modern Times, V. 1),* CRC Press, Taylor & Francis, Boca Raton, Florida, USA, 2002, Seite 5, 59, 68, 71 ff, 80, 92 ff, 98, 118, 123 ff. ISBN: 978-04152844905

32. Kiessler, Malte: *Traditionelle Chinesische Innere Medizin (TCIM),* Elsevier Verlag, München, 2005, Seite 118, 120, 123, 126, 129, 144, 192, 314, 319, 335, 352. ISBN: 978-3437572203

33. Kovacs, J.: *Essential Subtleties on the Silver Sea: The Yin-Hai Jing-Wei, A Chinese Classic on Ophthalmology,* University of California Press, USA, 1999, Seite 150, 200, 202, 221, 244, 247, 278, 288, 290, 321, 329, 331, 351, 354 ff, 357 ff, 359, 361, 363, 377, 380 ff, 416. ISBN: 978-0520080584

34. Krokowski, Carola: *Akupunktur und Physiotherapie beim Pferd,* Enke Verlag, Thieme Verlagsgruppe, Stuttgart, 2003, Seite 183, 198, 222, 229 ff, 232, 237, 254, 288. ISBN: 978-3830410058

35. Lexikon der Traditionellen Chinesischen Medizin, Komet Verlag, Köln, 2006, Seite 234, 240, 250. ISBN: 978-3898365314

36. Lyttleton, Jane/Daling, Dominik: *Fertilitätsstörungen mit chinesischer Medizin behandeln,* Elsevier Verlag, München, 2007, Seite 209, 214, 286, 412, 429. ISBN: 978-3437578007

37. Marandola, P./Musitelli, S./Chen, Wie Li: *Bridging Hippocrates and Huang Ti, Vol 1: A Comparative Thesaurus of Traditional Chinese and Western Urology, Andrology and Sexology,* Elesevier Service, Oxford, England, 2003, Seite 162, 164, 187, 250. ISBN: 978-0444515209

38. Meletis, Chis D./Zabriski, Nieske/Rountree, Robert: *Clinical Natural Medicine Handbook,* Mary Ann Liebert Pub., NY, USA, 2008, Seite 9, 10, 115, 119. ISBN: 978-0913113448

39. Michaux, Francois-Andre: *Flora Boreali-Americana, Sistens Caracteres Plantarum Quas in America Septentrionali Collegit et Detexit,* Paris, 1803, Seite 218. (Angeboten nur von wenigen Antiquariaten – um die 3000 Euro. Eine überarbeitete Ausgabe dieses Werkes erschien 1820 in zwei Bänden, antiquarisch für ca. 1600.- Euro.) Taxonomic Literature: 5958

40. Mooney, Michael: *Built to Survive: A Comprehensive Guide to the Medical Use of Anabolic Steroids, Nutrition and Exercise for HIV (+) men and women,* Program for Wellness Restoration Power Publ., USA, 2000. ISBN: 978-0966223101

41. Noll, Andreas/Ziegler, Brigitte: *Der ältere Patient in der chinesischen Medizin. Gesund alt werden, Altererkrankungen vorbeugen und behandeln,* Elsevier Verlag, München, 2006, Seite 287, 332, 353 ff, 362, 385, 405, 434, 439. ISBN: 978-3437571107

42. Peiwen, Li/Lahrmann, Hartwig: *Chinesische Medizin in der Onkologie: Konstitutionelle Unterstützung und Begleittherapie,* Elsevier Verlag, München, 2006, Seite 106, 110, 113, 125, 128, 131, 133, 135 ff, 146 ff, 178, 213, 249, 253, 260, 273, 281, 292, 297, 401 ff, 413, 432, 434, 442, 448, 450, 455, 457, 467, 480 ff. ISBN: 978-3437569807

43. *Pharmacopeia of the Peoples Republic of China,* (Arzneibuch der Volksrepublik China) Beijing, 1997

44. Pitchford, Paul: *Healing with Whole Foods – Asian Traditions and Modern Nutrition,* North Atlantic Books, Berkeley, California, USA, 3rd Edition 2002, Seite 337, 359. ISBN: 978-1556434303

45. Rätsch, Christian/Müller-Ebeling, Claudia: *Lexikon der Liebesmittel: Pflanzliche, mineralische, tierische und synthetische Aphrodisiaka,* AT Verlag, Aarau, Stuttgart, 2003, Seite 165, 298. ISBN: 978-3855027729

46. Römer, Ansgar/Sybold, Birgit: *Akupunktur und TCM für die gynäkologische Praxis,* Hippokrates Verlag, Stuttgart, 2. rev. Auflage 2003, Seite 81, 90, 117, 148. ISBN: 978-3830452850

47. Ruan, Ji-Yuan: *Chinesische Fußmassage,* Elsevier Verlag, München, 2007, Seite: 285, (Fußbad mit Schisandra). ISBN: 978-3437575303

48. Saunders, Richard M. K.: *Systematic Botany Monographs: Monograph of Schisandra Schisandraceae,* American Society of Plant Taxonomists, Wyoming, USA, 2000, Seite 1-146. ISBN: 978-0912861586

49. Schoen, Allen M./Wynn, Susan G.: *Naturheilverfahren in der Tiermedizin. Grundlagen und Praxis der Klein- und Großtierbehandlung,* Elsevier Verlag, München, 2004, Seite 482, 493, 503, 506, 508. ISBN: 978-3437568008

50. Sharamon, Shalila/Baginski, Bodo J.: *Heilung aus der Ur-Natur. Die einzigartige Heilwirkung prähistorischer Pflanzenmineralien und Spurenelemente aus den Tiefen versunkener Regenwälder.* Windpferd Verlag, Oberstdorf, 2. Auflage 2004. ISBN: 978-3893854202

51. Sharamon, Shalila/Baginski, Bodo J.: *Goji – Die ultimative Superfrucht mit einem unübertroffenen Nährstoffprofil,* Windpferd Verlag, Oberstdorf, 4. Auflage 2009. ISBN: 978-3893855445

52. Shizhen, Li: Chinese medicinal plants from the Pen tse'ao kang mu Ben cao gang mu A.D.1596: „3rd edition of a botanical, chemical and pharmacological reference list". Chinese medicine series, Southern Materials Center; 3rd edition 1977. ASIN: B0007AZ4O0. (Übersetzungen dieser umfangreichen Schrift von Li Shizhen wurde von Bernard Emms Read in verschiedenen Teilübersetzungen in englischer Sprache herausgegeben. Der hier relevante Teil trägt den oben genannten Titel.)

53. Shizhen, Li: *Compendium of Materia Medica (Ben Cao Gang Mu),* Volume 2, Foreign Language Press, 2006, ISBN: 978-7119032603

54. Shou-Zhong, Yang: *The Divine Farmer's Materia Medica: A Translation of the „Shen Nong Ben Cao Jing",* Blue Poppy Press, USA, 1999. ISBN: 978-0936185965.

55. Straten, Michael van: *The Complete Superfoods Cookbook – Dishes and Drinks for Energy, Detoxing and Healing,* Mitchell Beazley, London, UK, 2007, Seite 181. ISBN: 978-1845332372

56. Stuhlmacher, Joachim: *Das große Handbuch der chinesischen Naturheilkunde,* Windpferd Verlag, Oberstdorf, 1998. Seite 91-93. ISBN: 978-3893852338

57. Sun, Peilin: *Schmerzbehandlung mit chinesischen Arzneien und Akupunktur,* Elsevier Verlag, München, 2005, Seite 60, 69, 105, 107, 134. ISBN: 978-3437552366

58. Tang, Jü: *Chinesische Medizin in der Gynäkologie,* Urban und Fischer Verlag, München, 2000, Seite 55, 56, 72, 183. ISBN: 978-3437555404

59. Upton, Roy: *Schisandra Berry Schisandra Chinensis: Analytical, Quality Control and Therapeutic Monograph,* American Herbal Pharmacopoeia, Scotts Vally, California, USA, 1999, 26 Seiten. ISBN: 978-1929425051

60. Watson, Ronald: *Complementary and Alternative Therapies and the Aging Population – An Evidence-Based Approach,* Academic Press, Elsevier Service, London, UK, 2008, Seite 256, 262, 263. ISBN: 978-0123742285

61. Winston, David/Maimes, Steven: *Adaptogens: Herbs for Strength, Stamina, and Stress Relief.* Healing Arts Press, Rochester, Vermont, USA, 2007. ISBN: 978-1594771583

62. Wu, Jing-Nuan: *An Illustrated Chinese Materia Medica,* Oxford University Press, New York, USA, 2005, Seite 78, 112, 190, 204, 206, 236, 264, 312, 420, 442, 498, 532, 546, 554, 560, 574, 634, 664, 668. ISBN: 978-0195140170

63. Wynn, Susan G./Marsden, Steve: *Leitfaden Naturheilverfahren in der Kleintierpraxis,* Elsevier Verlag, München, 2005, Seite 31, 32, 91, 162, 369. ISBN: 978-3437568305

64. Xi, H. S.: *Traditional Chinese Veterinary Medicine,* Beijing Agricultural University Press, Beijing, China, 1994

65. Yang, Yifan: *Chinesische Kräuter in Frage und Antwort. Unterschiede erkennen – Arzneimittel richtig auswählen,* Elsevier Verlag, München, 2006, Seite 4, 12, 13, 147, 149. ISBN: 978-3437573507

66. Zittlau, Jörg: *Mehr Lust am Lieben. Die besten Mittel aus der Natur für mehr Lust und Potenz,* Südwest-Verlag, München, 2006, Seite 16, 43, 61 ff. ISBN: 978-3517069258

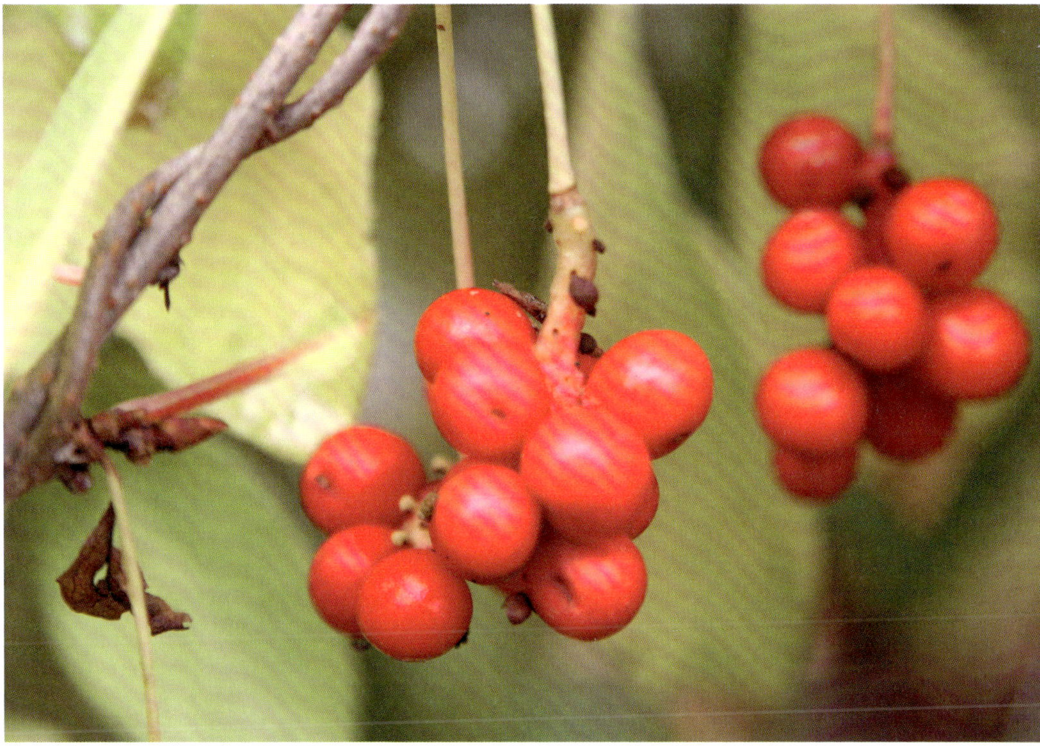

Jungpflanzen mit Früchten aus heimischem Anbau

Ausgewählte wissenschaftliche Veröffentlichungen, Studien, Fachartikel und Forschungsberichte aus wissenschaftlichen Fachzeitschriften, Journalen und Periodika zum Thema des vorliegenden Buches – in alphabetischer Reihenfolge nach Autoren

Anmerkung: Die Schisandra-Beere wird in den einzelnen Publikations- und Forschungsbeiträgen unterschiedlich bezeichnet. So finden sich die Namen **Wu Wei Zi, Schizandra, Schisandra, Shisandra, Shizandra** oder **Schisandrae** – mitunter auch in Kombination mit der Vorsilbe **„Fructus“** (Frucht). Andere Veröffentlichungen verwenden die aus dem japanischen Sprachgebrauch stammende Bezeichnung **Gomishi.** In einigen der hier genannten wissenschaftlichen Studien wird lediglich die Wirkung bestimmter Inhaltsstoffe der Schisandra-Beere, wie z. B. **Lignane (Schizandrin, Schizandrol), Gomishin** usw. untersucht bzw. dargestellt.

67. Ahumada, F./Hermosilia, J./Hola, R./Pena, R./Wittwer, F./Wegmann, E./Hancke, J./Wikman, G.: *Studies of the effect of Schizandra chinensis on horses submitted to exercise and maximum effort,* Phytotlier Res, 1989, 3(5) Seite 175-179

68. Ahumada, F./Hola, R./Wikman, G./et al.: *Effect of Schizandra chinensis extract on thoroughbreds in sprint races,* Equine Athlete, 1991, 4 (1) Seite 4-5

69. Ahumada, F./Trincado, M.A./Arellano, J.A./Hancke, J./Wikman, G.: *Effect of certain adaptogenic plant extracts on druginduced narcosis in female and male mice,* Phytother Res, 1991, 5(1) Seite 29-31

70. Avery, G.: *The research on the health and athletic benefits of adaptogens,* Peak Running Performance, 1995, 5 (6) Seite 3-7

71. Bao, T.T./Liu, C.T./Song, Z.Y./Xu, C.F./Sun, R.H.: *A comparison of the pharmacologic actions of 7 constituents isolated from Fructus schizandrae,* Chin Med J, 1980, 93(1) Seite 41-47

72. Baruchel, S./Viau, G.: In vitro selective modulation of cellular glutathione by a humanized native milk protein isolate in normal cells and rat mammary carcinoma model, Anticancer Res, 1996, May-Jun. 16(3A) Seite 1095-1099

73. Bezinová, L./Vlasinová, H./Slunská, Z./Slaninová, I./Slanina, J.: *Lignans of Schisandra chinensis: In situ extraction from cell cultures and effect on cancer cells. Synthetic and natural compounds in cancer therapy and prevention,* Vyd. 1. Bratislava, Mind and Health, SR, 2007, Seite 65-65 ISBN 978-8096966325

74. Bol'shakova, I.V./Lozovskaia, E.L./Sapezhinskii, I.I.: *Photosensitizing and photoprotective properties of extracts from groups of medicinal plants,* Biofizika, 1997, Jul-Aug. 42(4) Seite 926-932

75. Bounous, G./Baruchel, S./Falutz, J./Gold, P.: *Whey proteins as a food supplement in HIV-seropositive individuals,* Clin Invest Med, 1993, Jun.16(3) Seite 204-209

76. Brekhman, H./Dardymov, I.V.: *New substances of plant origin which increase nonspecific resistance,* Ann Rev Pharm 1969, 9, Seite 419-430

77. Brekhman, H./Dardymov, I.V.: *Schisandra Berry.* American Herbal Pharmocopeia. October 1999

78. Chen, Y.G./et al: *Lignans from Schisandra hernyi with DNA cleaving activity and cytotoxic effect on leukemia and Hela cells in vitro,* Fitoterapia, 2005, Jun. 76(3-4) seite 370-373

79. Chiu, P.Y./Luk, K.F./Leung, H.Y./Ng, K.M./Ko, K.M.: *Schisandrin B stereoisomers protect against hypoxia/reoxygenation-induced apoptosis and inhibit associated changes in Ca2+-induced mitochondrial permeability transition and mitochondrial membrane potential in H9c2 cardiomyocytes.* Department of Biochemistry, The Hong Kong University of Science & Technology, (Jahr unbekannt)

80. Chiu, P.Y./Ko, K.M.: *Time-dependent enhancement in mitochondrial glutathione status and ATP generation capacity by schisandrin B treatment decreases the susceptibility of rat hearts to ischemia-reperfusion injury,* Biofactors. 2003, 19(1-2) Seite 43-51

81. Chiu, P.Y./Ko, K.M.: *Schisandrin B protects myocardial ischemia-reperfusion injury partly by inducing Hsp25 and Hsp70 expression in rats,* Mol Cell Biochem, 2004, Nov 266(1-2) Seite 139-144

82. Chiu, P.Y./Mak, D.H.F./Poon, M.K.T./Ko, K.M.: *In Vivo Antioxidant Action of a Lignan-Enriched Extract of Schisandra Fruit and an Anthraquinone-Containing Extract of Polygonum Root in Comparison with Schisandrin B and Emodin,* Planta Med, 2002, Vol. 68, Seite 951-956

83. Chiu, P.Y./Tang, M.H./Mak, D.H./Poon, M.K./Ko, K.M.: *Hepatoprotective mechanism of schisandrin B: role of mitochondrial glutathione antioxidant status and heat shock proteins,* Free Radic Biol Med, 2003 Aug. 15, 35(4) Seite 368-380

84. Chmielewska, Z./Narebski, J./Hurynowicz, J.: *Effect of Schizandra chinensis on EEG in exhausted neurotics with depressive manifestations; preliminary communication.* Neurol Neurochir Psychiatr Pol, 1957, Jan-Feb. 7(1) Seite 41-51

85. Choi, J./Liu, R.M./Kundu, R.K./Sangiorgi, F./Wu, W./Maxson, R./Forman, H.J.: *Molecular mechanism of decreased glutathione content in human immunodeficiency virus type 1 Tat-transgenic mice,* J Biol Chem, 2000, Feb, 4, 275(5) Seite 3693-3698

86. Cui, Y.Y./Wang, M.Z.: *Aspects of schizandrin metabolism in vitro and in vivo,* Euro J Drug Metabol Pharm, 1993, 18(2) Seite 155-60

87. Deying, M./Yuqin, L./Shengwang, L./Quandao, L./Anshan, S.: Influence of Ligustrum lucidum and Schisandra chinensis fruits on antioxidative metabolism and immunological parameters of layer chicks. Asian-australasian journal of animal sciences, 2007, vol. 20(9), Seite 1438-1443

88. Elchuri, S./Oberley, T.D./Qi, W./Eisenstein, R.S./Jackso-Roberts, L./Van Remmen, H./Epstein, C.J./Huang, T.T.: *CuZnSOD deficiency leads to persistent and widespread oxidative damage and hepatocarcinogenesis later in life,* Oncogene, England, 2005, Jan. 24(3) Seite 367-380

89. Feng, S.H./Zhang, Z.H./Chao, Z.K.: *Effects of shengmaiyin and danshen-chuanxiong decoction on preventing cardiopulmonary changes in adults caused by a high-altitude environment,* 1989 Nov. 9(11) Seite 643, 650-652

90. Fruentov, N.K./Lupandin, A.V.: *On the adaptogenic effect of Schizandra,* Process Adapt Biolog Act Subst, 1976, Seite 63-68

91. Gaistruk, A.N./Taranovskij, K.L.: *The treatment of arterial hypotension in pregnant women using Schizandra chi-nensis,* Urg Probl Obstet Gynecol L'vov, 1968, 1, Seite 183-186

92. Gilliland, F./et al.: *Effect of glutathione-S- transferase M1 and P1 genotypes on xenobiotic enhancement of allergic responses: randomised, placebo-controlled crossover study,* The Lancet 2004, 363 (9403) Seite 119-125

93. Hancke, J./Burgos, R./Caceres, D./Bruetti, F./Durigon, A./Wikman, G.: *Reduction of serum hepatic transaminases and CPK in sport horses with poor performance treated with a standardized Schizandra chinensis fruit extract,* Phytomedicine, 1996, 3(3) Seite 237-240

94. Hancke, J./Burgos, R./Wikrnan, G./Ewertz, E./Ahumada, F.: *Schizandra chinensis, a potential phytodrug for recovery of sports horses.* Fitoterapia, 1994, 65(2) Seite 113-118

95. Hancke, J./Wikman, G./Hernandez, D.E.: *Antidepressant activity of selected natural products.* Proceedings of the Annual Congress of Medicinal Plants, Hamburg, 1986, Seite 542-543

96. He, X./Lian, L./Lin, L.: *Analysis of lignan constituents from Schisandra chinensis by liquid chromatograph: electrospray mass spectrometry,* J Chromatogr, 1997, 757, Seite 81-87

97. Helbling, B./von Overbeck, J./Lauterburg, B.H.: *Decreased release of glutathione into the systemic circulation of patients with HIV infection,* Eur J Clin Invest, 1996 Jan,26(1) Seite 38-44

98. Hendrich, S./Bjeldanes, L.F: *Effects of dietary cabbage, Brussels sprouts, Illicium verum, Schizandra chinensis and alfalfa on the benzo[alpha]pyrene metabolic system in mouse liver,* Food Chem Toxicol, 1983 Aug. 21(4) Seite 479-486

99. Hendrich, S./Bjeldanes, L.F.: *Effects of dietary Schizandra chinensis, burssels sprouts and Illicium verum on carcinogen metabolism systems in mouse liver,* Food Chem Toxicol, 1986 Sept. 24(9) Seite 903-912

100. Hernandez, D.E./Hancke, J.L./Wikman, G.: *Evaluation of the anti-ulcer and antisecretory activity of extracts of Aralia elata root and Schizandra chinensis fruit in the rat,* J Ethnopharmacol, 1988, May-Jun. 23(1) Seite 109-114

101. Hikino, H./Kiso, Y./Taguchi, H./Ikeya, Y.: *Antihepatotoxic action of lignoids from Schizandra chinensis fruits,* Planta Med, 1984, 50(3) Seite 213-218

102. Hirotarii, Y./Kurokawa, N./Takashirna, N./Sawada, M./lgucia, K./Yanaihara, N./lwasaki, M./Aburada, M./Arakawa, Y./Yanaihara, C.: *Effects of gomisin A on rat liver regeneration after partial hepatectomy in reference to c-myc and c-fos product levels,* Biomed Res, 1995, 16(1) Seite 43-50

103. Ho, W.Z.: *Glutathione and N-acetylcysteine suppression of human immunodeficiency virus replication in human monocyte/macrophages in vitro,* Douglas SD., AIDS Res Hum Retroviruses, 1992 Jul. 8(7) Seite 1249-1253

104. Hsieh, M.T./Tsai, M.L./Peng, W.H./Wu, C.R.: *Effects of Fructus schizandrae on cycloheximide-induced amnesia in rats,* Phytother Res, 1999 May, 13(3) Seite 256-257

105. Hu, G./et al.: *Effects of Chinese herb drugs on aging-related changes in neurocyte culture,* Chin Pharm J. 1994, 29 (6) Seite 333-337

106. Huang, L./Chen, L./Zhang, Z.: *Pathological observations of Fructus Schisandrae polysaccharide on anti-tumor effects in S180-bearing mice,* Zhong Yao Cai, 2004, Mar. 27(3) Seite 202-203

107. Huang, P.H./Zhuo, L.H.: *Schisandra chinensis,* Bull. Bot. Res., Harbin, Manchuria, Heilongjiang, 1994, 14 (1) Seite 35. Id: 975638-1

108. Ikeya, Y./Sugama, K./Tanaka, M./Wakamatsu, T./Ono, H./Takeda, Y./Oyama T./Maruno, M.: *Structure determination of biliary metabolites of schizandrin in rat and dog,* Chem Pharm Bull, 1995, 43 (1) Seite 121-129

109. Ip, S.P./et al.: *Effect of a lignan-enriched extract of Schisandra chinensis on aflatoxin B1 and cadmium chloride-induced hepatotoxicity in rats,* Pharmacol Toxical, 1996, 78(6) Seite 413-416

110. Ip, S.P./Poon, M.K.T./Wu, S.S./et al.: *Effect of schisandrin B on hepatic glutathione antioxidant system in mice: Protection against carbon tetrachloride toxicity,* Planta Med 1995, 61 Seite 398–401

111. Ip, S.P./Poon, M.K./Che, C.T./Ng, K.H./Kong, Y.C./Ko, K.M.: *Schisandrin B protects against carbon tetrachloride toxicity by enhancing the mitochondrial glutathione redox status in mouse liver,* Free Radic Biol Med, 1996, 21(5) Seite 709-712

112. Ip, S.P./Yiu, H.Y./Ko, K.M.: *Differential effect of schisandrin B and dimethyl diphenyl bicarboxylate (DDB) on hepatic mitochondrial glutathione redox status in carbon tetrachloride intoxicated mice,* Mol Cell Biochem, 2000, Feb. 205(1-2) Seite 111-114

113. Ip, S.P./Yiu, H.Y./Ko, K.M.: *Differential effect of schisandrin B and dimethyl diphenyl bicarboxylate (DDB) on hepatic mitochondrial glutathione redox status in carbon tetrachloride intoxicated mice,* Mol Cell Biochem, 2000, Feb. 205(1-2) Seite 111-114

114. Ip, S.P./Yiu, H.Y./Ko, K.M.: *Schisandrin B protects against menadione-induced hepatotoxicity by enhancing DT-diaphorase activity,* Mol Cell Biochem, 2000, May, 208(1-2) Seite 151-155

115. Ichikawa, H./Wang, X./Konishi, T.: *Role of component herbs in antioxidant activity of shengmai san-a traditional Chinese medicine formula preventing cerebral oxidative damage in rat,* Am J Chin Med, 2003, 31(4) Seite 509-521

116. Japanese Pharmacopoeia: *Schisandra,* The Society of Japanese Pharmacopoeia, Tokyo, 13th Edition, 1996, 1090 Seiten

117. Javid, B./et al.: *Structure and Function: Heat Shock Proteins and Adaptive Immunity,* The Journal of Immunology, 2007, 179, Seite 2035-2040

118. Jiaxiang, N./Fujii, K./Sato, N./Yuge, O.: *Inhibitory effect of gomishi on reductive metabolism of halothane,* J Appl Toxicol, 1993, 3(6) Seite 385-388

119. Jung, K.Y./Lee, I.S./Oh, S.R./Kim, D.S./Lee, H.K.: *Ligrians with platelet activating factor antagonist activity from Schisandra chinensis (Furcz.) Baill. Phytornedicine,* 1997, 4(3) Seite 229-231

120. Kameoka, M./Okada, Y./Tobiume, M./Kimura, T./Ikuta, K.: *Intracellular glutathione as a possible direct blocker of HIV type 1 reverse transcription,* AIDS Res Hum Retroviruses, 1996, Nov. 20. 12(17) Seite 1635-1638

121. Kang, S.Y./Lee, K.Y./Koo, K.A./Yoon, J.S./Lim, S.W./Kim, Y.C./Sung, S.H.: *ESP-102, a standardized combined extract of Angelica gigas, Saururus chinensis and Schizandra chinensis, significantly improved scopolamine-induced memory impairment in mice.* Life Sci, 2005 Feb. 25. 76(15) Seite1691-1705.

122. Kim, O.C./Jang, H.J.: *Volatile components of Schizandra chinensis Baill.,* Agric Chem Biotech, 1994, 37(1) Seite 30-36

123. Kim, S.R./et al.: Dibenzocyclooctadiene lignans from Schisandra chinensis protect primary cultures of rat cortical cells from glutamate-induced toxicity, J Neurosci Res, 2004 May 1, 76(3) Seite 397-405.

124. Ko, K.M./et al: *Protection against carbon tetrachloride liver toxicity by enantiomers of schisandrin B associated with differential changes in hepatic glutathione antioxidant system in mice,* Pharm Biol, 2002, 40(4) Seite 298-301

125. Ko, K.M./Lam, B.Y.: *Schisandrin B protects against tert-butylhydroperoxide induced cerebral toxicity by enhancing glutathione antioxidant status in mouse brain,* Mol Cell Biochem, 2002, Sep. 238(1-2) Seite 181-186

126. Ko, K.M./Chiu, P.Y.: *Biochemical basis of the „Qi-invigorating" action of Schisandra berry (wu-wei-zi) in Chinese medicine,* Am J Chin Med, 2006, 34(2) Seite 171-176

127. Ko, K.M./lp, S.P./Poon, M.K.T./Wu, S.S./Che, C.T./Ng, K.H./Kong, Y.C.: *Effect of a lignan-enriched Fructus shisandrae extract on hepatic glutathione in rats: protection against carbon tetrachloride toxicity,* Planta Med, Apr. 1995, 61(2) Seite 134-137

128. Ko, K.M./Yick, P.K./Poon, M.K.T./Che, C.T./Ng, K.H./Kong, Y.C.: *Schisandra chinensis-derived antioxidant activities in Sheng Mai Sadn, a compound formulation, in vivo and in vitro,* Phytother Res, 1995, 9(3) Seite 203-206

129. Ko, K.M./Yiu, H.Y.: *Schisandrin B modulates the ischemia-reperfusion induced changes in non-enzymatic antioxidant levels in isolated-perfused rat hearts,* Mol Cell Biochem. 2001 Apr. 220(1-2) Seite 141-147

130. Kubo, S./Ohkura, Y./Mizoguchi, Y./Matsiu-Yuasa, I./Otani, S./Morisawa, S./Kinoshita, H./Takeda, S./ Aburada, M./Hosoya, E: *Effekt of Gemosin A (TJN-101) on liver regeneration,* Planta Med, 1992, 58 Seite 489-492

131. Lapev, I.I.: *Result of treatment of chronic gastritis with Schizandra chinensis,* Klin Med (Mosk), 1958, Feb. 36(2) Seite109-112

132. Lebedev, A.A.: *On the pharmacology of Schizandra chinensis,* Materials for study of Ginseng and Schizandra, Russland, 1971

133. Lee, I.S./Jung, K.Y./Oh, S.R./Park, S.H./Ahn, K.S./Lee, H.K.: *Structure-activity relationships of lignans from Schisandra chinensis as platelet activating factor antagonists.* Biol Pharm Bull, 1999 Mar, 22(3) Seite 265-267

134. Lee, Y.J./et al.: *Extracts from Schizandra chinensis fruits activate estrogen receptors: A possible clue to its effects on nitric oxide-mediated vasorelaxation,* Biol.Pharma Bull, 2004, 27(7) Seite 1066-1069

135. Li, P.C./et al.: *Schisandra chinensis-dependent myocardial protective action of sheng-mai-san in rats,* Am J Chin Med, 1996, 24(3-4) Seite 255-262

136. Li, P.C./Mak, D.H.F./Peen, M.K.T./Ip, S.P./Ko, K.M.: *Myocardial protective effect of Sheng Mai San (SMS) and a lignan-enriched extract of Fructus schisandrae, in vivo and ex vivo,* Phytomedicine, 1996, 3(2) Seite 217-221

137. Li, R.T./et al.: *Structure and anti-HIV activity of micrandilactones B and C, new nortriterpenoids possessing a unique skeleton from Schisandra micrantha,* Chem Commun (Camb), 2005, Jun. 21 (23) Seite 2936-2938

138. Li, X.J./Liu, G.T./Xin, W.J./et al.: *Scavenging effects on active oxygen radicals by schizandrins with different structures and configuration,* Free Radic Biol And Med, 1990, 9, Seite 99

139. Li, Y./Xu, C./Zhang, Q./Liu, J.Y./Tan, R.X.: *In vitro anti-Helicobacter pylori action of 30 Chinese herbal medicines used to treat ulcer diseases,* J Ethnopharmacol, 2005, Apr. 26, 98(3) Seite 329-333

140. Lin, T.J.: *Antioxidation mechanism of schizandrin and tanshinonatic acid A and their effects of the protection of cardiotoxic action of Adriamycin,* Slieng Li Ko Hsueh Chin Clian, 1991, 22(4) Seite 342-345

141. Liu, G.T.: *Pharmacological actions and clinical use of Fructus schizandrae,* Chin Med J , 1989, 102, Seite 740-749

142. Liu, G.T.: *Pharmacological Actions and Clinical Uses of Fructus schizandrae,* Chinese Herbal Drugs-Actions and Uses, Beijing: Science Press, 1991, Seite 100-111

143. Liu, G.T./Bao, T.T./Wei, H.L./Song, Z.Y.: *Induction of hepatic nijcrosomal cytoclrome P450 by schizandrin B in mice,* Proceedings of the US China Pharmacology Symposium: 1979 Oct 29-31, Washington DC: National Acad Sci, 1980, 6 Seiten

144. Liu, G.T./Lesca, P.: *Pharmocological properties of dibenzo(a,c)cyclooctene derivatives isolated from Fructus Schizandrae chinensis III: inhibitory effect on carbon tetrachloride-induced lipid peroxidation, metabolism and covalent binding of carbon tetrachloride to lipids,* Chem Biol Interact, 1982, 41 Seite 39-47

145. Liu, J./Xiao, P.G.: *Recent advances in the study of antioxidative effects of Chinese medicinal plants,* Phytother Res, 1994, 8 Seite 445-451

146. Liu, K.T./Lesca, P.: *Pharmacological properties of dibenzo[a,c]cyclooctene derivatives isolated from Fructus Schizandrae chinensis. I. Interaction with rat liver cytochrome P-450 and inhibition of xenobiotic metabolism and mutagenicity,* Chem Biol Interact, 1982, Apr. 39(3) Seite 301-314

147. Liu, W./Yu, R./Wu, J.H./Luo, H.M./Bao, Y.X.X.: *Gamma-Schisandrin inhibits production of amyloid beta-protein 42 in M146L cells, 2006,* Dec. 41 (12) Seite 1136-1140

148. Long, Z.Z./Xie, S.S.: *Experimental study on the enhancement of the immunosuppressive effect of cortisone by wurenchun, an extract of Schizandra chinensis Baill,* Zhong Xi Yi Jie He Za Zhi, 1985 Jun. 5(6) Seite 325, 361-362

149. Lomaestro, B./Malone, M.: *Glutathione in health and disease: Pharmacotherapeutic Issues,* Ann Pharmacother, 1995, 29, Seite 1263-1273

150. Lu, H./Liu, G.T.: *Antioxidant activity of dibenzocyclooetene lignans isolated from Schisandraceae,* Planta Med, 1992, 58(4) Seite 311-313

151. Lu, H./Liu, G.T.: *Effects of schisandrins and biphenyl dimethyl dicarboxylate on enzymes and estradiol metabolism,* Acta Pharmacol Sin, 1990, 11(3) Seite 331

152. Lupandin, A.V.: *The effect of Schizandra chinensis seed extract on the development and course of inflammation induced by thermal and chemical exposure,* Khabarovsk, Russia, Collection of Scientific Papers of Khabarovsk Military Hospital, 1967, Seite 61 64

153. Lupandin, A.V.: *The effect of Schizandra extract and its com-binations with Eleutherococcus extract and cortisone on thermal resistance in albino mice,* Khabarovsk, Russia, Collection of Scientific Papers of Khabarovsk Military Hospital, 1967, Seite 80 82

154. Lupandin, A.V.: *The effect of Schizandra seed extract on the development of sulfosin-induced fever in guinea pigs,* Khabarovsk, Russia, Collection of Scientific Papers of Khabarovsk Military Hospital, 1967, Seite 69 74

155. Lupandin, A.V.: *The effect of Schizandra chinensis extract on the development of experimen-tal frostbites in albino mice and albino rats,* Khabarovsk, Russia, Collection of Scientific Papers of Khabarovsk Military Hospital, 1967, Seite 64 67

156. Lupandin, A.V.: *About the curative effect of Schizandra seed extract on experimental frostbites in albino rats.* Khabarovsk, Russia, Collection of Scientific Papers of Kliabarovsk Military Hospital, 1967, Seite 207 209

157. Lupandin, A.V./Lapaev, I.: *Stimulative and Tonic Action of Schizandra,* Khabarovsk: Khabarovsk Book, Russia,1981

158. Ma, T.S./Roper, R.: *Microchemical investigation of medicinal plants. I. The antitubercular principle in Prunus mume and Schizandra chinensis,* Mikrochim Acta, 1968, (1) Seite 167-181

159. Macario, A.J.: *Heat-shock proteins and molecular chaperones implications for pathogenesis, diagnostics, and therapeutics,* Int J Clin Lab Res, 1995, 25(2) Seite 59-70

160. Maeda, S./Sudo, K./Aburada, M./Ikeya, Y./Taguchi, H./Yoshioka, I./Harada, M.: *Pharmacological studies on Schizandra fruit. I. General pharmacological effects of gomisin A and schizandrin,* Yakugaku Zasshi, 1981, Nov. 101(11) Seite 1030-1041

161. Min, H.Y./Park, E.J./Hong, J.Y./Kang, Y.J./Kim, S.J./et al: *Antiproliferative effects of dibenzocyclooctadiene lignans isolated from Schisandra chinensis in human cancer cells,* Bioorg Med Chem Lett, 2008, Jan. 15. 18(2) Seite 523-526

162. Minejeva, K.D./Svindyukova, Z.P.: *The treatment of myopia in children using Schizandra chinensis,* Materials of 3rd Joint Scientific Conference on the Treatment Prophylactic Institutions, Moscow, Russia, (Pediatric Outpatient Clinic No. 5), 1968, Seite 167 170

163. Mizoguchi, Y./Kawada, N./lchikawa, Y./Tsutsui, H.: *Effect of gomisin A in the prevention of acute hepatic failure induction,* Planta Med, 1991, 57(4) Seite 320 324

164. Mizoguchi, Y./Shin, T./Kobayashi, K./Morisawa, S.: *Effect of gonisin A in an immunologi-cally induced acute hepatic fail-ure model,* Planta Med, 1991, 57(1) Seite 11 14

165. Molokovskii, D.S./Davydov, V.V./Tiulenev, V.V.: *The action of adaptogenic plant preparations in experimental alloxan diabetes,* Probl Endokrinol (Mosk), 1989, Nov-Dec. 35(6) Seite 82-87

166. Montagnier, L./et al.: *Oxidative Stress in Cancer, AIDS, and Neurodegenerative Diseases V,* (Ed.) Marcel Dekker Inc., New York, 1998, Seite 447-461

167. Narebski, J./Hurynowicz, J.: *Effect of Schizandra chinensis on EEG in exhausted neurotics with depressive manifestations; preliminary communication,* Neurol Neurochir Psychiatr Pol, 1957, Jan-Feb. 7(1) Seite 41-51

168. Nishiyama, N./Chu, P.J./Saito, H.: *An herbal prescription, S-113m, consisting of biota, ginseng and schizandra, improves learning performance in senescence accelerated mouse,* Biol Pharm Bull, 1996, Mar. 19(3) Seite 388-393

169. Ohtaki, Y./Hida, T./Hiramatsu, K./Kanitani, M./Ohshima, T./Nomura, M.: *Deoxycholic acid as an endogenous risk fac-tor for hepatocarcinogenesis and effects of gomisin A, a lig-nan component of Schizandra fruits,* Anticanc Res, 1996, 16(2) Seite 751 756

170. Palamara, A.T./Perno, C.F./Aquaro, S./Bue, M.C./Dini, L./Garaci, E.: *Glutathione inhibits HIV replication by acting at late stages of the virus life cycle.* AIDS Res Hum Retroviruse, 1996, Nov. 1, 12(16) Seite 1537-1541

171. Pan, S.Y./Han, Y.F./Carlier, P.R./Pang, Y.P./Mak, D.H./Lam, B.Y./Ko, K.M.: *Schisandrin B protects against tacrine- and bis(7)-tacrine-induced hepatotoxicity and enhances cognitive function in mice.* Planta Med, 2002, Mar. 68(3) Seite 217-220

172. Panossian, A.G./Oganessian, A.S./Ambartsumian, M./Gabrielian, E.S./Wagner, H./Wikman, G.: *Effects of heavy physicial exercise and adaptogens on nitric oxide content in human saliva,* Phytomedicine, 1999, Mar. 6, Seite 17-26

173. Panossian, A.G./Wikman, G.: *Pharmacology of Schisandra chinensis Baill. – an overview of Russian research and uses in medicine:* Journal of Ethnopharmacology, Ireland, 2008, Jul. 23; Vol: 118 (2) Seite 183-212

174. Pao, T.T./Hsu, K.F./Liu, K.T./et al.: *Protective action of Schizandrin B on hepatic injury in mice,* Chin Med J, 1977, 3 Seite 173-180

175. Park, J.Y./Shin, H.K./Lee, Y.J./Choi, Y.W./Bae, S.S./Kim, C.D.: *The mechanism of vasorelaxation induced by Schisandra chinensis extract in rat thoracic aorta,* J Ethnopharmacol, 2008, Jan. 12, 121(1) Seite 69-73

176. Rhyu, M.R./Kim, E.Y./Yoon, B.K./Lee, Y.J./Chen, S.N.: *Aqueous extract of Schizandra chinensis fruit causes endothelium-dependent and -independent relaxation of isolated rat thoracic aorta,* Phytomed 2006, vol.13, (9-10) Seite 651-657

177. Salbe, A.D./Bjeldanes, L.F.: *The effects of dietary brussels sprouts and Schizandra chinensis on the xenobiotic-metabolizing enzymes of the rat small intestine,* Food Chem Toxicol, 1985, Jan. 23(1) Seite 57-65

178. Sandberg, F.: *Schisandrae Fructus Wuweizi,* Gothenburg, Schweden, 1993, 33 Seiten (ohne Verlagshinweis)

179. Slanina, J./Paulova, H./Taborovska, E.: *Isolation and antioxida-tive activity of lignans from Schisandra chinensis seeds,* Pharmaceut Pharmacol Lett, 1997, 2-3, Seite 53 54

180. Slaninová, I./Slania, J./Tomalová, I./Brezinová, L./Broosová, M./Koubiková, L.: *Lignans from Schisandra chinensis restore the cytotoxic action of doxorubicin in drug resistant lung cancer cells,* 2008, Masaryk University, Faculty of Medicine. Conference Abstract. Edition: XIX. Biologické dny – Biologicky vyzkum pro lidské zdraví

181. Sorokhtin, G.N./Minut-Sorokhtina, O.P./Turbina, L.V.: *Effect of Schizandra chinensis and ginseng root extract on cerebral cortical rhythms,* Zh Vyssh Nerv Deiat Im I P Pavlova. 1955, Sep-Oct. 5(5) Seite 747-755

182. Sosnova, T.L./Golubev, V.V./Plekhanova, N.A./Afanasev, A.N.: *Stimulating effects of eleuterococcus and Chinese schizandra used for prevention of visual fatigue during work connected with color discrimination,* Gig Sanit, 1984, Dec. (12) Seite 7-9

183. Storey, B.T.: *Biochemistry of the induction and prevention of lipoperoxidative damage in human spermatozoa,* Mol Hum Reprod, 1997 Mar. 3(3) Seite 203-213

184. Sun, H.D./et al.: *Nigranoic acid, a triterpenoid from Schisandra sphaerandra that inhibits HIV-1 reverse transcriptase,* J Nat Prod, 1996, 59(5) Seite 525-527

195. Tang, M.H./Chiu, P.Y./Ko, K.M.: *Hepatoprotective action of schisandrin B against carbon tetrachloride toxicity was mediated by both enhancement of mitochondrial glutathione status and induction of heat shock proteins in mice,* Biofactors, 2003,19(1-2) Seite 33-42

186. Tolev, I./Toleva, P./Boiadzhiev, A.: *Therapeutic effects of Schizandra chinensis preparation for external use in certain dermatoses,* Suvr Med (Sofia), 1957, 8(3) Seite 31-37

187. Trifonova, A.T: *Stimulation of labor activity using Schizandra chinensis.* Obst Gyn, 1954, 4, Seite 19 22

188. Volicer, L./Sramka, M./Jancu, C.R./Smetana, R./Ditteova, V.: *Some pharmacological effects of Schizandra chinensis,* Arch Int Pharmacodyn Ther, 1966, 163(2) Seite 249 262

189. Volynskii, Z.M./Mukushkin, M.K.: *On the utilization of an experimental form of hypertension in the evaluation of the effectiveness of Schizandra chinensis in atherosclerosis,* Bull Eksp Biol Med, 1960 Nov. 50 Seite 66-70

190. Wagner, H./Bauer, R./Peigen, X./Jianming, C./Nenninger, A.: *Fructus Schisandrae (Wu WeiZi) Chinese Drug Monographs and Analysis.* Volume 1. Kötzing/Bayer. Wald: Verlag Ganzheit Mediz. 1996, 9 Seiten, (erhältlich über Amer Bot Council, Austin –Texas, USA)

191. Wang, J.P./Raung, S.L./Hsu, M.F./Chen, C.C.: *Inhibition by gomisin C (a lignan from Schizandra chinensis) of the res-piratory burst of rat neutrophils,* Br J Pharmacol, 1994, 113(3) Seite 945-953

192. Xue, J.Y./Liu, G.T./Wei, H.L./Pan, Y.: *Antioxidant activity of two dibenzocyclooctene lignans on the aged and ischemic brain in rats,* Free Radic Biol Med, 1992, 12(2) Seite 127-135

193. Yamada, S./Murawaki, Y./Kawasaki, H.: *Preventive effects of gomisin A: a ligron component of schisandra fruits on aceta-minophen induced hepatotoxic-ity in rats,* Biochem Pharmacol, 1993, 46(6) Seite 1081 1085

194. Yance, D.R. Jr./Tabachnik, B.: *Adaptogenic Athletic Enhancement Program A Triphasic Model of Building and Sustaining the Ultimate Athlete,* www.naturahealthproducts.com

195. Yan-hua, Lu_/Xin-hua, Liang_/Dong-zhi, Wei_/Zheng-tao, Wang: *Activity of Schisandrin C Isolated from Schisandra chinensis against Human Cancer Cell Lines,* Pharmaceutical Biology, 2008, Vol. 46, No.12, Seite 906-913

196. Yasukawa, K./et al.: *Gomisin A Inhibits Tumor Promotion by 12-O-tetradecanoylphorbol-13-acetate in Two-stage Carcinogenesis in Mouse Skin,* Oncology, 1992, 49(1) Seite 68-71

197. Yim, T.K./Ko, K.M.: *Schisandrin B protects against myocardial ischemia-reperfusion injury by enhancing myocardial glutathione antioxidant status,* Mol Cell Biochem, 1999 Jun. 196(1-2) Seite 151-156

198. Yizhong, C./Luo, Q./Sun, M./Croke, H.: *Antioxidant activity and phenolic compounds of 112 traditional Chinese medicinal plants associated with anticancer,* Life Science, 12. March 2004, Vol: 74:17, Seite 2157-2184 (die derzeit international meist herunter geladene Studie bei *Science Direct)*

199. You, J.S./Pan, T.L./Hou, Y.C.: *Schisandra chinensis protects against adriamycin-induced cardiotoxicity in rats,* Chang Gung Med J., 2006 Jan-Feb, 29(1) Seite 63-70

200. Zakharova, P.M.: *The experi-ence of using Schizandra chi-nensis in psychiatric practice.* Prob Soc Clin Psych, 1948, 9, Seite 271 278

201. Zhang, L./Niu, X.: *Effects of schizandrol A on monoamine neurotransmitters in the central nervous system,* Chung Kuo I Hsueh Ko Hsueh Yuan Hsueh Pao, 1991, 13(1) Seite 13 16

202. Zhao, B.L./Liu, G.T./Xin, W.J./et al.: *Scavenging effect of schizandrins on active oxygen radicals,* Cell Biol Inter Reports, 1990, 14(2) Seite 99

Zur Information: Wir bitten um Verständnis, dass wir aus Platzgründen nur die voran gezeigte Auswahl aus den international publizierten Schisandra-Studien nennen konnten, da sich der Umfang des vorliegenden Buches bei erschöpfender Auflistung aller relevanten Veröffentlichungen um das Mehrfache erweitert hätte.

Im Internet-Portal www.scholar.google.de stehen unter den entsprechenden Stichwörtern: *Schisandra, Schizandra, Wu Wei Zi* oder *Gomishi* über 7000 wissenschaftliche Forschungsarbeiten aus aller Welt bereit. Die volle Einsicht und das Herunterladen der einzelnen Studien ist jedoch gebührenpflichtig.

Darüber hinaus bietet die *U.S. National Library of Medicine,* im Internet unter: www.pubmed.gov. eine Datei mit vielen hundert wissenschaftlichen Forschungsstudien über Schisandra bzw. Wu Wei Zi an. Auch diese Studien können gegen Gebühr geöffnet und gelesen werden.

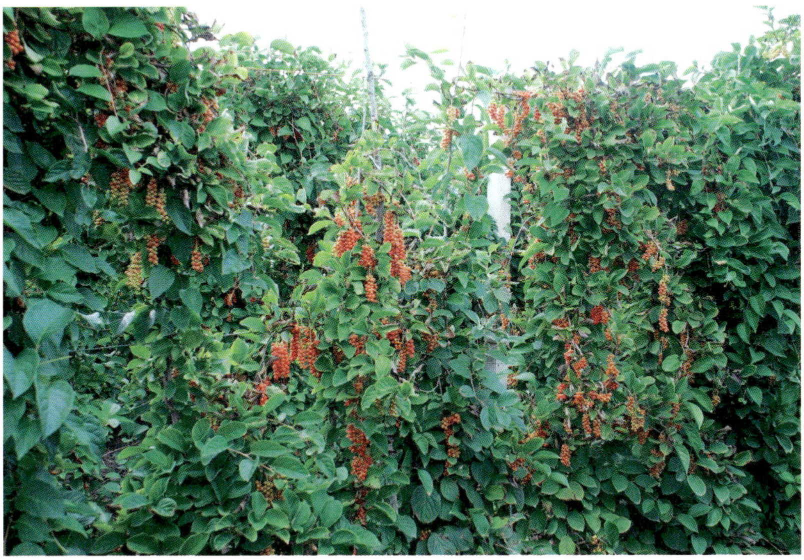

Schisandra-Anbau in China

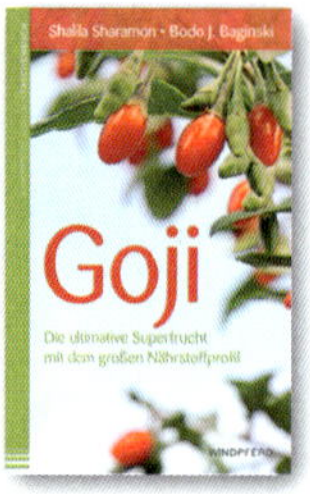

Shalila Sharamon · Bodo J. Baginski

Goji

Die ultimative Superfrucht mit dem großen Nährstoffprofil

Ihr Vitamin-C-Gehalt ist dreimal höher als der von Orangen, sie enthält mehr B-Vitamine als jede andere Frucht, ihre Mineralien und Spurenelemente schlagen Rekorde. Der enorme Reichtum an gesundheitsfördernden Vitalstoffen bringt die Goji-Beere auf die vorderen Plätze beliebter Heilpflanzen. Die Autoren zeigen die vielfältigen Anwendungen, die das fruchtige »Allround-Talent« gerade im Bereich Gesundheit und Ernährung bietet. Ob zur Senkung des Krebsrisikos, zur Vorbeugung gegen Herzinfarkt oder zur Steigerung der inneren Zufriedenheit - für alles hält die Goji-Beere das passende Heilmittel parat.

172 Seiten · ISBN 978-3-86410-038-3 · www.windpferd.de

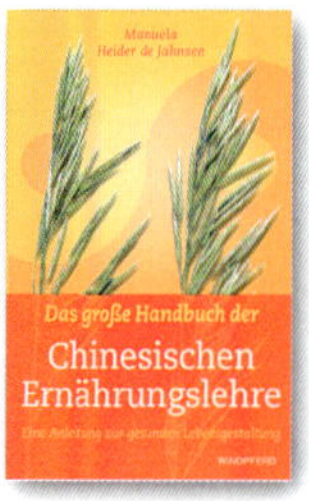

Manuela Heider de Jahnsen

Das große Handbuch der Chinesischen Ernährungslehre

Das Praxisbuch für die Fünf-Elemente-Küche

Ein fundiertes Grundlagenwerk der Chinesischen Ernährungslehre, das sich in seiner Komplexität sowohl an Therapeuten wie an interessierte Laien richtet. Grundlegend ist das Verständnis über eine Ernährungsbehandlung, die zugleich ein Schlüssel zum Selbst ist: Was, wann und wie wir essen, beeinflusst die Konstitution unseres Blutes, unserer Organe, unserer Emotionen und letztendlich unsere Lebensqualität. – Dieses Buch informiert ebenso fundiert wie leicht zugänglich und inspiriert, das Gelesene baldmöglichst umzusetzen. Therapeuten der Traditionellen Chinesischen Medizin (TCM) können es als Nachschlagewerk für chinesische Diätetik verwenden und auf einen Blick Antworten zu fachspezifischen Themen wie „Thermische Grundmuster der Nahrungsmittel", „Betrachtung der acht Leitkriterien" oder „Symptome von Blutdisharmonien" finden. Interessierte Laien erfahren strukturiert und informativ aufbereitet, wie sie gemäß den Grundregeln der TCM („Die Kraft der fünf Elemente") einfach und schnell im „Baukastensystem" eine heilsame Mahlzeit zusammenstellen und ihr Wohlbefinden gezielt steigern können.

428 Seiten · ISBN 978-3-89385-511-7 · www.windpferd.de

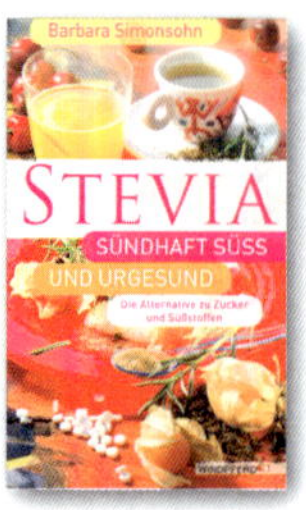

Barbara Simonsohn

Stevia – sündhaft süß und urgesund

Die Alternative zu Zucker und Süßstoffen

Stevia ist eine echte Alternative für Zucker und Süßstoffe. Stevia süßt ohne Kalorien, hat keine Nebenwirkungen und liefert wichtige Mineralstoffe und Vitamine zur Stärkung des Immunsystems. Deshalb ist Stevia auch ideal bei Übergewicht, Diabetes oder Neurodermitis. Hier erfahren Sie das Wesentliche über Stevia. Wissenswertes über Steviaprodukte und wie sich Stevia im Garten anbauen lässt. Dazu eine Fülle von Rezepten und wertvollen Tipps.

190 Seiten · ISBN 978-3-89385-611-4 · www.windpferd.de

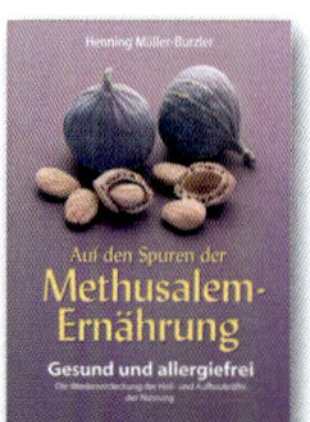

Henning Müller-Burzler

Auf den Spuren der Methusalem-Ernährung

Gesund und allergiefrei

Die Wiederentdeckung der Heil- und Aufbaukräfte der Nahrung

»Auf den Spuren der Methusalem-Ernährung« ist ein unverzichtbarer Ratgeber für jeden, der gesund werden und bleiben möchte: für Eltern und Kinder, für Vegetarier und Rohköstler. Zwei Themenbereiche sind besonders ausführlich beschrieben: 1. die große Bedeutung des Salzes und die Versorgung des Körpers mit allen notwendigen Nährstoffen sowie die heilenden Wirkungen der Trennkost, der Yin-Yang-Energien, des Ayurveda und von richtig angewandter Rohkost; 2. die Entstehung von Allergien und die damit verbundenen Erkrankungen sowie deren dauerhafte Heilung – einzig und allein mit der Nahrung.

584 Seiten mit zahlreichen Illustrationen · ISBN 978-3-89385-437-0 · www.windpferd.de